VEGETARISCHE DIÄT 2025

100 Rezepte Ethische Ernährung in der Küche der Zukunft Ein Moderner Ansatz für ein gesundes und nachhaltiges Leben

KLARLOCK

Ich möchte meiner Frau Esterlyn für die Titelfotos danken

© Copyright 2024 Alle Rechte vorbehalten.

Kein Teil dieses Buches darf ohne schriftliche Genehmigung des Autors in irgendeiner Form oder mit irgendwelchen Mitteln, weder elektronisch noch mechanisch, einschließlich Informationsspeicher- und -abrufsystemen, reproduziert werden. Alle Rechte vorbehalten. Alle Urheberrechte, die nicht beim Herausgeber liegen, liegen bei den jeweiligen Autoren. Alle in diesem Buch erwähnten Marken, Dienstleistungsmarken, Produktnamen und Charaktereigenschaften gelten als Eigentum ihrer jeweiligen Inhaber und dienen nur als Referenz.

HAFTUNGSAUSSCHLUSS

Ziel dieses Buches ist es, nützliches und informatives Material zu den in der Veröffentlichung behandelten Themen bereitzustellen. Der Verkauf erfolgt unter der Voraussetzung, dass der Autor und der Herausgeber keine persönlichen medizinischen, gesundheitlichen oder anderen professionellen Dienstleistungen im Zusammenhang mit dem Buch erbringen. Der Leser sollte seinen Arzt, Gesundheitsdienstleister oder eine andere kompetente Fachkraft konsultieren, bevor er Vorschläge aus diesem Buch übernimmt oder Schlussfolgerungen zieht. Der Autor und der Herausgeber lehnen ausdrücklich jegliche Verantwortung für jegliche Haftung, Verluste oder Risiken persönlicher oder sonstiger Art ab, die sich direkt oder indirekt aus der Nutzung und Anwendung der Inhalte dieses Buches ergeben.

NOTIZ

Alle Rezepte in diesem Buch sind für vier Personen konzipiert. Bei dieser Menge müssen die in den Rezepten angegebenen Zutaten berücksichtigt werden. Wenn Sie die Portion ändern müssen, empfiehlt es sich, die Dosierung der Zutaten proportional anzupassen. Es wird außerdem empfohlen, die Zubereitungs- und Kochanweisungen sorgfältig zu befolgen, um das beste Ergebnis zu erzielen. Wenn wir im Zusammenhang mit diesem Buch von „einer Tasse" als Maßeinheit für Zutaten sprechen, meinen wir die Verwendung einer handelsüblichen Küchentasse mit einem Fassungsvermögen von etwa 240 Millilitern. Um die richtigen Mengen an Zutaten zu erhalten, ist es wichtig, einen Messbecher zu verwenden. Wenn Sie keinen Messbecher haben, können Sie einen Messbecher mit Skala verwenden und dabei darauf achten, dass die angegebenen Proportionen korrekt eingehalten werden. Hier sind einige Beispiele: 1 Tasse Mehl 100 gr. 1 Tasse Reis 200 gr. 1 Tasse Quinoa 200 gr

REZEPTE ERSTEN GÄNGE

REZEPTE ZWEITEN GÄNGE

NEBENREZEPTE

EINFÜHRUNG IN DIE VEGETARISCHE DIÄT

Die vegetarische Ernährung ist eine Diät, die den Verzehr von Fleisch und Fisch ausschließt und sich hauptsächlich auf Lebensmittel pflanzlichen Ursprungs konzentriert. Diese Art der Ernährung kann aus verschiedenen Gründen übernommen werden, darunter ethische, ökologische, religiöse oder gesundheitliche Erwägungen. Arten der vegetarischen Ernährung Es gibt verschiedene Variationen der vegetarischen Ernährung, darunter: 1. Lactoovovegetarisch: Enthält Milchprodukte und Eier. 2. Lactovegetarier: Beinhaltet Milchprodukte, jedoch keine Eier. 3. Ovovegetarier: Beinhaltet Eier, jedoch keine Milchprodukte. 4. Vorteile einer vegetarischen Ernährung Die Einführung einer vegetarischen Ernährung kann zahlreiche gesundheitliche Vorteile bieten, darunter: Reduziertes Risiko chronischer Krankheiten:. Darmgesundheit: Eine ballaststoffreiche Ernährung aus Obst,

Gemüse, Hülsenfrüchten usw Vollkorn produkte fördern eine gute Verdauung und Darmgesundheit. Ernährungsaspekte Obwohl die vegetarische Ernährung sehr gesund sein kann, ist es wichtig, Ihre Mahlzeiten sorgfältig zu planen, um Nährstoffmängel zu vermeiden. Zu den Nährstoffen, die besondere Aufmerksamkeit erfordern, gehören: Protein: Zu den pflanzlichen Proteinquellen gehören Hülsenfrüchte, Nüsse, Samen, Tofu und Tempeh. Vitamin B12: Dieses Vitamin kommt hauptsächlich in tierischen Produkten vor, daher benötigen Vegetarier möglicherweise Nahrungsergänzungsmittel oder angereicherte Lebensmittel. Eisen: Obwohl pflanzliches Eisen in vielen grünen Blattgemüsen enthalten ist, wird es vom Körper weniger leicht aufgenommen als tierisches Eisen. Der Verzehr von Vitamin C zusammen mit eisenreichen Lebensmitteln kann die Aufnahme verbessern. Kalzium: Wichtig für die Knochengesundheit, kommt in Milchprodukten, Blattgemüse, Tofu und angereicherten Produkten vor.

WAS IST DIE VEGETARISCHE DIÄT

Eine vegetarische Ernährung ist eine Diät, die den Verzehr von Fleisch und sogar Fisch ausschließt und nur Lebensmittel pflanzlichen Ursprungs, Obst, Gemüse, Hülsenfrüchte, Getreide und Nüsse verwendet. Abhängig von den Variationen können Milchprodukte, Eier und andere tierische Produkte enthalten oder ausgeschlossen sein. Zu den Hauptvarianten der vegetarischen Ernährung gehören: Lactoovovegetarisch: Enthält Milchprodukte und Eier. Lactovegetarisch: Umfasst Milchprodukte, jedoch keine Eier. Ovovegetarisch: Enthält Eier, aber keine Milchprodukte. Geschichte der vegetarischen Ernährung Die Praxis des Vegetarismus hat uralte Wurzeln, die auf verschiedene Kulturen und spirituelle Traditionen zurückgehen. Zu den Schlüsselmomenten in der Geschichte der vegetarischen Ernährung gehören: Antike Hinduismus, Jainismus und Buddhismus:

Diese aus Indien stammenden Religionen förderten den Vegetarismus seit Jahrhunderten, teilweise aufgrund der Philosophie von Ahimsa, was Gewaltlosigkeit gegenüber allen Lebewesen bedeutet. Antikes Griechenland und Rom: Einige Philosophen, wie zum Beispiel Pythagoras, propagierten eine vegetarische Ernährung, basierend auf der Überzeugung, dass diese gesünder und ethisch überlegen sei. Mittelalter Während des Mittelalters wurde Vegetarismus hauptsächlich in klösterlichen Kontexten praktiziert, wo einige religiöse Orden aus spirituellen und asketischen Gründen eine fleischlose Ernährung einführten. Neuzeit 19. Jahrhundert: Mit der Gründung der Vegetarian Society im Vereinigten Königreich im Jahr 1847 nimmt der moderne Vegetarismus Gestalt an. In dieser Zeit wächst das Bewusstsein für die gesundheitlichen Vorteile einer pflanzlichen Ernährung. 20. Jahrhundert: Die Idee einer vegetarischen Ernährung verbreitet sich durch Bewegungen für natürliche Gesundheit und Ökologie weiter.

Einflussreiche Persönlichkeiten wie Mahatma Gandhi fördern den Vegetarismus als Teil ihrer Lebensphilosophie. Philosophie der vegetarischen Ernährung Die vegetarische Ernährung wird häufig aus einer Kombination aus ethischen, ökologischen und gesundheitlichen Gründen übernommen: Ethik: Viele Vegetarier verzichten auf den Fleischkonsum, um das Leiden der Tiere zu verringern. Die Philosophie von Ahimsa, die Gewaltlosigkeit gegenüber allen Lebewesen fördert, ist eine gemeinsame Motivation. Umwelt: Die Fleischproduktion hat erhebliche Auswirkungen auf die Umwelt und trägt zur Entwaldung, zum Klimawandel und zur intensiven Nutzung der Wasserressourcen bei. Gesundheit: Wissenschaftliche Studien haben gezeigt, dass eine pflanzliche Ernährung das Risiko vieler chronischer Krankheiten senken kann, darunter Herzerkrankungen, Darüber hinaus haben Vegetarier tendenziell ein gesünderes Körpergewicht und eine längere Lebenserwartung.

PRAKTISCHE TIPPS ZUR EINHALTUNG DER VEGETARISCHEN DIÄT

Die vegetarische Ernährung Eine vegetarische Ernährung kann mit ein wenig Planung einfach und lohnend sein. Hier sind einige praktische Tipps, die Ihnen dabei helfen, eine ausgewogene und schmackhafte vegetarische Ernährung einzuhalten: 1. Planen Sie abwechslungsreiche Mahlzeiten: Stellen Sie sicher, dass Sie eine große Auswahl an Lebensmitteln in Ihre Mahlzeiten einbeziehen, um alle Nährstoffe zu erhalten, die Sie benötigen. Kombinieren Sie verschiedene Gemüse, Früchte, Hülsenfrüchte, Vollkornprodukte, Nüsse und Samen. Wöchentliches Menü: Planen Sie ein wöchentliches Menü, um die Nährstoffe auszugleichen und die Zubereitung von Mahlzeiten zu erleichtern. Dies hilft Ihnen auch dabei, gezielt einzukaufen und Abfall zu reduzieren. 2. Sorgen Sie für eine ausreichende Proteinzufuhr. Kombinieren Sie Sie verschiedene Proteinquellen:

Kombinieren Sie Hülsenfrüchte,
Vollkornprodukte, Nüsse und Samen in
verschiedenen Mahlzeiten, um alle
essentiellen Aminosäuren zu erhalten.
Sojaprodukte einarbeiten: Tofu, Tempeh
und Edamame sind ausgezeichnete Quellen
für vollständiges Protein. Experimentieren
Sie mit Rezepten: Probieren Sie neue
vegetarische Rezepte aus, um Ihre
Proteinquellen zu variieren und Ihr Interesse
an der Ernährung aufrechtzuerhalten. 3.
Achten Sie auf Mikronährstoffe Vitamin
B12: Erwägen Sie die Einnahme von
Vitamin-B12-Ergänzungsmitteln oder
konsumieren Sie regelmäßig angereicherte
Lebensmittel wie pflanzliche Milch und
Getreide. Eisen: Kombinieren Sie eisenreiche
Lebensmittel mit Vitamin-C-Quellen (wie
Zitrusfrüchten, Paprika und Erdbeeren), um
die Aufnahme von pflanzlichem Eisen zu
verbessern. Kalzium: Fügen Sie Blattgemüse,
angereicherte milchfreie Milch, Tofu und
Milchprodukte (falls Sie diese konsumieren)
hinzu, um eine gute Kalziumaufnahme
aufrechtzuerhalten. Omega3: Stellen Sie

sicher, dass Sie Leinsamen, Chiasamen, Walnüsse und Algenölergänzungen zu sich nehmen, um ausreichend Omega3-Fettsäuren zu sich zu nehmen. 4. Kreativ kochen Entdecken Sie neue Küchen: Viele internationale Küchen bieten natürlich vegetarische Gerichte, wie zum Beispiel die indische, mediterrane und asiatische Küche. Entdecken Sie Rezepte und Gerichte aus verschiedenen Kulturen. Gewürze und Kräuter verwenden: Verleihen Sie Ihren Gerichten Geschmack und Abwechslung mit Gewürzen, frischen Kräutern und Gewürzen. Experimentieren Sie mit Fleischersatzprodukten: Probieren Sie Sojaprodukte, Seitan, Jackfrucht und andere pflanzliche Fleischalternativen, um Ihre Mahlzeiten abwechslungsreicher zu gestalten. 5. Kaufen Sie Smart Read Labels: Überprüfen Sie die Lebensmitteletiketten, um sicherzustellen, dass sie keine versteckten tierischen Inhaltsstoffe enthalten. Kaufen Sie frisch und lokal: Wählen Sie saisonales Obst und Gemüse und kaufen Sie nach Möglichkeit lokale Produkte, um Frische zu gewährleisten und die lokale Wirtschaft zu unterstützen. Lagerung: Halten Sie einen ausreichenden Vorrat an getrockneten oder konservierten Hülsenfrüchten, Vollkornprodukten, Nüssen, Samen und anderen haltbaren Lebensmitteln bereit, um immer nahrhafte Zutaten zur Hand zu haben. 6. Bilden Sie sich weiter und bilden Sie sich weiter. Online-Ressourcen: Nutzen Sie Blogs, Websites und Apps, um Rezepte, Tipps und Nährwertinformationen zu finden. Kochbücher: Investieren Sie in einige vegetarische Kochbücher, um sich inspirieren zu lassen Tipps für die Zubereitung ausgewogener und schmackhafter Mahlzeiten. Selbsthilfegruppen: Treten Sie online oder vor Ort vegetarischen Gruppen bei, um Erfahrungen, Rezepte und praktische Ratschläge auszutauschen. 7. Hören Sie auf Ihren Körper. Überwachen Sie Ihre Gesundheit:

VORTEILE DER VEGETARISCHEN DIÄT

Eine vegetarische Ernährung kann zahlreiche Vorteile für die Gesundheit, die Umwelt und das Tierwohl mit sich bringen. Hier sind einige der Hauptvorteile: 1. Gesundheitsvorteile Reduziertes Risiko chronischer Krankheiten: Studien haben gezeigt, dass Menschen, die sich vegetarisch ernähren, ein geringeres Risiko haben, an Herzerkrankungen, Bluthochdruck, Typ-2-Diabetes und einigen Krebsarten zu erkranken. Eine Ernährung mit viel Obst, Gemüse, Hülsenfrüchten und Vollkornprodukten enthält Nährstoffe und Antioxidantien, die Ihre Gesundheit schützen. Gewichtskontrolle: Vegetarische Diäten haben tendenziell weniger Kalorien und mehr Ballaststoffe als Allesfresser-Diäten, was Ihnen dabei helfen kann, ein gesundes Körpergewicht zu halten. Menschen, die sich vegetarisch ernähren, haben häufig einen niedrigeren Body-Mass-

Index (BMI). Darmgesundheit: Der hohe Ballaststoffgehalt in der vegetarischen Ernährung fördert das Gute Verdauung, beugt Verstopfung vor und trägt zu einem gesunden Darmmikrobiom bei, das für die allgemeine Gesundheit unerlässlich ist. Langlebigkeit: Einige Studien deuten darauf hin, dass Vegetarier aufgrund einer geringeren Häufigkeit chronischer Krankheiten und eines insgesamt gesünderen Lebensstils länger leben können. 2. Vorteile für die Umwelt Reduzierung der Treibhausgasemissionen: Die Fleischproduktion ist eine der Hauptursachen für Treibhausgasemissionen. Schonung natürlicher Ressourcen: Die Fleischproduktion erfordert große Mengen an Wasser, Land und anderen Ressourcen. Vegetarische Ernährung ist nachhaltiger und benötigt weniger natürliche Ressourcen. Schutz von Ökosystemen: Die Abholzung von Wäldern zur Schaffung von Weiden und zum Anbau von Futtermitteln für Nutztiere zerstört natürliche Lebensräume und bedroht die Artenvielfalt. Eine Reduzierung des Fleischkonsums kann zum Erhalt von Ökosystemen beitragen. 3. Ethische Vorteile des Tierschutzes: Der Verzicht auf Fleisch verringert die Nachfrage nach tierischen Produkten und trägt so dazu bei, das Leid und die Ausbeutung von Tieren in der Intensivtierhaltung zu verringern. Bewusste Entscheidungen: Viele Vegetarier entscheiden sich für diesen Lebensstil, um ihren ethischen und moralischen Werten gerecht zu werden und ein größeres Bewusstsein für die Herkunft von Lebensmitteln und die Auswirkungen ihrer Lebensmittelauswahl zu fördern. Fazit: Die vegetarische Ernährung bietet eine Vielzahl von Vorteilen, die über die persönliche Gesundheit hinausgehen und sich auch auf die Umweltverträglichkeit und den Tierschutz erstrecken. Eine vegetarische Ernährung kann eine positive Entscheidung für diejenigen sein, die ihre Gesundheit verbessern, die Umweltbelastung verringern und ethischer und bewusster leben möchten.

MAKRONÄHRSTOFFE UND MIKRONÄHRSTOFFE IN DER VEGETARISCHEN DIÄT

Eine gut geplante vegetarische Ernährung kann alle Makronährstoffe und Mikronährstoffe liefern, die für eine gute Gesundheit unerlässlich sind. Hier finden Sie einen Überblick über die wichtigsten Nährstoffe und ihre Quellen in der vegetarischen Ernährung: Makronährstoffe 1. Proteine Proteine sind für Wachstum, Gewebereparatur und die Funktion von Enzymen und Hormonen unerlässlich. In der vegetarischen Ernährung können Proteine gewonnen werden aus: Hülsenfrüchten: Bohnen, Linsen, Kichererbsen, Erbsen. Sojaprodukte: Tofu, Tempeh, Edamame. Vollkorn: Quinoa, Amaranth, Buchweizen. Nüsse und Samen: Mandeln, Walnüsse, Chiasamen, Hanfsamen. Milchprodukte und Eier: Milch, Joghurt, Käse, Eier (für Laktoovovegetarier). Zu den Kohlenhydratquellen in der vegetarischen

Ernährung gehören: Vollkornprodukte: Brauner Reis, Hafer, Dinkel, Gerste. Obst: Äpfel, Bananen, Beeren, Zitrusfrüchte. Gemüse: Kartoffeln, Süßkartoffeln, Mais, Karotten. Hülsenfrüchte: Bohnen, Linsen, Erbsen. 3. Fette Fette sind wichtig für die Aufnahme fettlöslicher Vitamine und die Gesundheit der Zellmembranen. Quellen für gesunde Fette in der vegetarischen Ernährung sind unter anderem: Nüsse und Samen: Walnüsse, Mandeln, Leinsamen, Chiasamen. Avocado: Reich an einfach ungesättigten Fetten. Pflanzenöle: Olivenöl, Kokosöl, Leinsamenöl. Mikronährstoffe 1. Vitamin B12 Vitamin B12 ist für die Produktion roter Blutkörperchen und die Funktion des Nervensystems unerlässlich. Da es hauptsächlich in tierischen Produkten vorkommt, müssen Vegetarier auf eine ausreichende Zufuhr von B12 achten: B12-Nahrungsergänzungsmittel. Angereicherte Lebensmittel: Pflanzenmilch, Getreide, angereicherte Nährhefe. 2. Eisen Eisen ist wichtig für den Sauerstofftransport im Blut. Zu den pflanzlichen Eisenquellen gehören:

Hülsenfrüchte: Linsen, Bohnen, Kichererbsen. Dunkelgrünes Blattgemüse: Spinat, Grünkohl, Mangold. Vollkorn produkte und angereichertes Getreide. Trockenfrüchte: Getrocknete Aprikosen, getrocknete Pflaumen. Der Verzehr von Vitamin C zusammen mit eisenreichen Lebensmitteln kann die Aufnahme verbessern. 3. Zu den Kalziumquellen in einer vegetarischen Ernährung gehören: Milchprodukte: Milch, Joghurt, Käse (für Laktovegetarier). Angereicherte Lebensmittel: Pflanzenmilch, angereicherter Orangensaft. Grünes Blattgemüse: Kohl, Brokkoli. Angereicherter Tofu. 4. Zu den Vitamin-D-Quellen gehören: Sonneneinstrahlung. Vitamin-D-Nahrungsergänzungsmittel: Pflanzenmilch, Getreide. 5. Omega3 Omega3-Fettsäuren sind wichtig für die Gesundheit von Herz und Gehirn. Zu den Omega-3-Quellen in der vegetarischen Ernährung gehören: Leinsamen und Leinsamenöl. Chiasamen. Nüsse. Nahrungsergänzungsmittel aus Algen und Algenöl.

ABSCHLUSS UND ZUKUNFT DER VEGETARISCHEN DIÄT

Die vegetarische Ernährung stellt nicht nur eine Lebensmittelauswahl dar, sondern auch einen Lebensstil, der Gesundheit, Tierschutz und ökologische Nachhaltigkeit fördert. Mit einer langen Geschichte und einem soliden philosophischen Fundament erfreut sich der Vegetarismus immer größerer Beliebtheit und weltweiter Anerkennung. Fazit Eine vegetarische Ernährung kann zahlreiche Vorteile mit sich bringen: Gesundheit: Verringerung des Risikos chronischer Krankheiten, Aufrechterhaltung eines gesunden Körpergewichts und Verbesserung der Darmgesundheit. Umwelt: Geringere Umweltbelastung durch Reduzierung der Treibhausgasemissionen, Schonung natürlicher Ressourcen und Schutz der Ökosysteme. Ethik: Respekt vor dem Leben der Tiere und bewusste Lebensmittelauswahl, die das Wohlergehen der Tiere fördert. Befolgen Sie eine gut geplante vegetarische Ernährung, die

Folgendes umfasst: Eine Vielzahl nährstoffreicher Lebensmittel kann eine ausreichende Zufuhr aller essentiellen Makronährstoffe und Mikronährstoffe gewährleisten. Mit ein wenig Sorgfalt und Vorbereitung ist es möglich, eine ausgewogene und sättigende Ernährung aufrechtzuerhalten. Zukunft der vegetarischen Ernährung Die Zukunft der vegetarischen Ernährung scheint vielversprechend, wobei mehrere Trends und Entwicklungen zu ihrer wachsenden Verbreitung und Akzeptanz beitragen: 1. Lebensmittelinnovation Fleischersatz: Die wachsende Verfügbarkeit und Vielfalt pflanzlicher Produkte, die Fleisch imitieren Dies erleichtert den Menschen den Übergang zu einer vegetarischen Ernährung, ohne auf vertraute Geschmacksrichtungen und Texturen zu verzichten. Neue Lebensmittel: Forschung und Entwicklung im Lebensmittelsektor führen zur Entwicklung neuer Lebensmittel und pflanzlicher Zutaten mit hohen Nährwert- und Geschmackseigenschaften.

2. Aufklärung und Informationsbewusstsein: Eine größere Verfügbarkeit von Informationen und Bildungsressourcen hilft den Menschen, die Vorteile der Ernährung zu verstehen Ernähre dich vegetarisch und lerne, wie du es auf gesunde und ausgewogene Weise umsetzen kannst. Schullehrpläne: Die Aufnahme von Ernährungserziehung in die Schullehrpläne schärft das Bewusstsein neuer Generationen für die Vorteile einer pflanzlichen Ernährung. 3. Nachhaltigkeit Lebensmittelpolitik: Regierungen und internationale Organisationen erkennen die Bedeutung der Lebensmittelnachhaltigkeit an und fördern Richtlinien, die die Produktion und den Konsum pflanzlicher Lebensmittel begünstigen. Nachhaltige Landwirtschaft: Ökologischer Landbau und nachhaltige landwirtschaftliche Praktiken sind auf dem Vormarsch und tragen zu einer umweltfreundlicheren und gesünderen Lebensmittelversorgung bei. 4. Kulturelle Veränderungen Gesellschaftliche Akzeptanz: Die vegetarische Ernährung wird

zunehmend akzeptiert und in die Populärkultur integriert, auch dank der Unterstützung von Persönlichkeiten des öffentlichen Lebens und Prominenten, die diesen Lebensstil fördern. Zugänglichkeit: Die zunehmende Verfügbarkeit vegetarischer Optionen in Restaurants und Supermärkten erleichtert es den Menschen, sich vegetarisch zu ernähren und beizubehalten. Abschließende Schlussfolgerung: Die vegetarische Ernährung stellt mit ihrer Kombination aus gesundheitlichen, ökologischen und ethischen Vorteilen eine Lebensmittelauswahl dar, die sowohl auf individueller als auch auf globaler Ebene erhebliche positive Auswirkungen haben kann. Mit kontinuierlichem technologischen Fortschritt, Bildung und nachhaltigen Richtlinien erscheint die Zukunft der vegetarischen Ernährung rosig und vielversprechend und bietet eine gesunde und nachhaltige Alternative für zukünftige Generationen.

REZEPTE
FÜR VORSPEISEN

GEBACKENE KARTOFFELN UND GRATINIERTE PAPRIKA

Zubereitungszeit: 20 Minuten

Kochzeit: 60 Minuten

Ruhezeit: 10 Minuten

Portionen: 4 Personen

Schwierigkeit: Sehr einfach

Zutaten

600 g geschnittene Kartoffeln

300 g Paprika in Quadrate schneiden

100 g frische Zwiebel in Scheiben schneiden

200 g geschnittene Tomaten

1 Esslöffel getrockneter Oregano

2 Esslöffel Semmelbrösel

3 Esslöffel geriebener Pecorino

250 g Mozzarella in Scheiben schneiden

Salz nach Geschmack

5 Teelöffel natives Olivenöl extra

Vorbereitung

Den Boden einer runden Backform mit 20 cm Durchmesser mit 1 Teelöffel nativem Olivenöl extra einfetten. Bilden Sie eine erste Schicht aus der Hälfte der Kartoffelscheiben und legen Sie dann alle quadratischen roten Paprikaschoten darauf. Ordnen Sie anschließend alle Frühlingszwiebelscheiben an und formen Sie dann eine Schicht aus der Hälfte der halbierten Kirschtomaten. Mit dem gesamten Mozzarella eine Schicht bilden. Mit Salz würzen und 2 Teelöffel natives Olivenöl extra hinzufügen.

Zum Schluss eine Schicht aus den restlichen Kartoffelscheiben und den restlichen Kirschtomaten auf die Kartoffeln legen. Mit Salz abschmecken, nochmals mit 2 Teelöffeln nativem Olivenöl extra beträufeln und die Oberfläche mit getrocknetem Oregano, geriebenem Pecorino und zum Schluss mit Semmelbröseln bestreuen. Im vorgeheizten Backofen bei 190 °C eine Stunde backen. Aus dem Ofen nehmen und das Blech mit den überbackenen Kartoffeln und Paprika etwa zehn Minuten abkühlen lassen.

ZUCCHINI-ROLLEN

Zubereitungszeit: 30 Minuten

Kochzeit: 10 Minuten

Portionen: 4 Personen

Schwierigkeit: Sehr einfach

Zutaten

4 mittelgroße Zucchini

2 Sardellen in Öl

4 Esslöffel Parmesan

geriebenes Gemüse

1 Bund Petersilie

Semmelbrösel nach Geschmack, Salz nach Geschmack

extra natives Olivenöl nach Geschmack

Vorbereitung

Zucchini schälen und waschen. Schneiden
Sie die Enden ab und schneiden Sie 3 der
Länge nach in nicht zu dicke Scheiben. Auf
einer heißen Grillplatte kurz von beiden
Seiten grillen. Die restlichen Zucchini in
Würfel schneiden und in einer Pfanne mit
einem Löffel Öl anbraten. In einer Schüssel
die gekochten Zucchini mit einer Gabel
zerdrücken, fein gehackte Petersilie,
geriebenen Parmesan, Salz und Pfeffer
hinzufügen. Alles mit den Händen
verrühren, bis eine homogene Masse
entsteht. Rollen Sie die frisch zubereitete
Füllung in jede gegrillte Zucchinischeibe.
Mit Holzzahnstochern viele Spieße mit je 4/5
Zucchini-Röllchen formen. Legen Sie sie auf
ein Backblech, beträufeln Sie sie großzügig
mit Öl, bestreuen Sie sie mit Semmelbröseln
und backen Sie sie 10/15 Minuten lang bei
200 °C.

OFENPANIERTE AUBERGINEN

Zubereitungszeit: 20 Minuten

Kochzeit: 20 Minuten

Ruhezeit: 1 Stunde

Portionen: 4 Personen

Schwierigkeit: Sehr einfach

Zutaten

2 mittelgroße Auberginen

6 Esslöffel Semmelbrösel

2 Esslöffel geriebener Parmesan

2 Esslöffel natives Olivenöl extra

1 Teelöffel getrockneter Oregano

1 Teelöffel Sesamkörner

1 Ei, 50 ml Milch

Salz nach Geschmack, schwarzer Pfeffer
nach Geschmack

Vorbereitung

Die Auberginen waschen, in 1 cm dicke
Scheiben schneiden und jede Scheibe in
gleichmäßige Stifte schneiden. Legen Sie die
Auberginenstangen in ein Sieb, salzen Sie sie
leicht und lassen Sie sie eine Stunde lang
ruhen, damit sie das gesamte bittere
Vegetationswasser verlieren. Heizen Sie den
Backofen im Umluftbetrieb auf 220°C vor.
Semmelbrösel, geriebenen Parmesan, Öl,
getrockneten Oregano und gemahlenen
Pfeffer in einem Mixer vermischen. Mischen,
um alles gut zu vermischen. Das frisch
zubereitete Brot auf einen Teller oder eine
Schüssel geben und mit den Sesamkörnern
vermischen.

Separat das ganze Ei mit der Milch verquirlen. Nehmen Sie die Auberginenstangen und trocknen Sie sie mit Küchenpapier ab. Tauchen Sie es in das Ei und direkt danach in die frisch zubereitete Panade. Die Auberginenstangen auf ein mit Backpapier ausgelegtes Backblech legen und in den heißen Ofen schieben. Kochen Sie sie 2025 Minuten lang, bis sie goldbraun sind. Nach dem Garen eine Weile bei Zimmertemperatur ruhen lassen. Servieren Sie die gebackenen panierten Auberginen mit einer Marinara-Sauce aus Tomaten, Basilikum und Knoblauch.

KICHERERBSEN-HUMMUS MIT SCHWARZKOHL

Zubereitung: 15 Min

Kochen: 5 Min

Dosierung für: 4 Personen

Zutaten

240 g gekochte Kichererbsen

250 g Schwarzkohl

1 Knoblauchzehe

25 g Tahini

Saft einer halben Zitrone

2 Esslöffel natives Olivenöl extra

12 Esslöffel Wasser

Salz und Pfeffer

Sonnenblumenkerne zum Verzieren

Vorbereitung

Entfernen Sie zunächst die Mittelrippe von jedem Schwarzkohlblatt, schneiden Sie es in kleine Stücke und waschen Sie es gut. In einer beschichteten Pfanne die Knoblauchzehe mit etwas Öl anbraten und, wenn sie goldbraun ist, den gut abgetropften Schwarzkohl dazugeben und einige Minuten anbraten, bis er zusammengefallen und weich ist. In der Zwischenzeit die gekochten Kichererbsen, Tahini, Zitronensaft, Öl, eine Prise Salz, Pfeffer und nach Geschmack Chili in die Küchenmaschine geben. Nach dem Garen den Schwarzkohl nach Belieben mit der Knoblauchzehe dazugeben und alles gut vermischen, bis die Masse möglichst glatt ist, bei Bedarf etwas Wasser hinzufügen. Lassen Sie Ihren Hummus eine halbe Stunde im Kühlschrank ruhen, geben Sie ihn dann in eine Schüssel, dekorieren Sie die Oberfläche mit einer Prise Paprika, Sonnenblumenkernen und einem Schuss Öl und servieren Sie ihn.

GESALZTER KÄSEKUCHEN MIT GETROCKNETEN TOMATEN

Zubereitungszeit: 10 Minuten

Kochzeit: 10 Minuten

Portionen: 8 Personen

Schwierigkeit: Sehr einfach

Zutaten

200 g Borlottibohnen

200 g schwarze Kichererbsen

10 getrocknete Tomaten

Rosmarin nach Geschmack, Thymian nach Geschmack

extra natives Olivenöl nach Geschmack

Basilikum nach Geschmack, 1 Knoblauch

Vorbereitung

Kichererbsen und Bohnen gut abtropfen lassen und dann auf ein mit Backpapier

ausgelegtes Backblech legen Pergament. Den
Knoblauch, ein paar Rosmarinzweige, ein
paar Thymianblätter und einen Schuss Öl
hinzufügen. Im Umluftbetrieb bei 200° etwa
10 Minuten garen. Aus dem Ofen nehmen
und einige Minuten abkühlen lassen.
Entfernen Sie den Knoblauch und geben Sie
die Bohnen und Bohnen in den Mixbehälter.
In nicht zu feine Körner zerkleinern.
Nehmen Sie die getrockneten Tomaten und
trocknen Sie sie mit etwas saugfähigem
Papier vom Öl ab. Tagliolini messern und in
Streifen schneiden. Die getrockneten
Tomatenstücke mit dem Ricotta vermischen.
Jetzt können Sie Ihren herzhaften
Käsekuchen zusammenstellen. Je nach
Verwendungszweck können Sie wählen, ob
Sie es in einem kleinen Glas oder, wie in
unserem Fall, auf einem Fingerfood-Löffel
zubereiten möchten. Nehmen Sie einige
gehackte Hülsenfrüchte und formen Sie den
Boden, formen Sie dann mit Hilfe von zwei
Teelöffeln eine Ricotta-Quenelle mit
getrockneten Tomaten und legen Sie diese
darauf.

CANNELLINI-BOHNENFLAN

Zubereitungszeit: 20 Minuten

Kochzeit: 50 Minuten

Portionen: 4 Personen

Schwierigkeit: Sehr einfach

Zutaten

180 g Ricotta

100 g Cannellini-Bohnen

bereits gekochte Bohnen

200 g später Radicchio

20 g geriebener Pecorino

1 Ei,

2 Esslöffel frische Sahne

1 Schalotte

Balsamico-Essig nach Geschmack

10 g Butter,

Pfeffer nach Geschmack, Salz nach Geschmack

Vorbereitung

Den Radicchio waschen und mit einem Messer hacken. Behalten Sie 2 Esslöffel für die endgültige Dekoration beiseite. Die Schalotte ebenfalls fein hacken und in einer Pfanne mit 1 Esslöffel nativem Olivenöl extra und dem gehackten Radicchio anbraten. Wenn alles weich ist, den Herd ausschalten und abkühlen lassen. Ricotta, Cannellini-Bohnen und gekochten Radicchio zusammen mit Schalotten, Pecorino, Ei und Sahne in eine Schüssel geben. Mit Salz und Pfeffer würzen und mit einem Stabmixer mixen.

Den Ofen auf 180°C vorheizen. 4 Muffinförmchen aus Aluminium einfetten und die Mischung hineingießen. Legen Sie sie in eine Backform mit hohem Rand und übergießen Sie sie mit heißem Wasser, bis es die Mitte der Formen erreicht. Den Flan im heißen Wasserbadofen mindestens 40 Minuten garen. Sobald die Flans fertig sind, nehmen Sie sie aus dem Ofen und lassen Sie sie auf Raumtemperatur abkühlen. Drehen Sie sie dann umgedreht auf Servierteller und dekorieren Sie sie mit dem beiseite gestellten gehackten Radicchio und ein paar Tropfen Balsamico-Essig. Aufschlag.

KARTOFFEL-ZWIEBEL-PFANNKUCHEN

Zubereitungszeit: 10 Minuten

Kochzeit: 20 Minuten

Ruhezeit: 30 Minuten

Portionen: für 4 Personen

Schwierigkeit: Sehr einfach

Zutaten

300 g gelbfleischige Kartoffeln

1 Zwiebel

40 g Butter

100g Mehl plus etwas

1 Eigelb

Salz und Pfeffer,

und Öl zum Braten

Vorbereitung

Kartoffeln waschen und schälen. In Stücke schneiden und in leicht gesalzenem Wasser mindestens 20 Minuten kochen. In der Zwischenzeit die Zwiebel fein schneiden und mit 20 g Butter anbraten, bis sie weich ist. Die Kartoffeln abgießen und durch einen Kartoffelstampfer passieren. Das erhaltene Püree in eine Schüssel geben und mit der Zwiebel, dem Eigelb, der restlichen Butter und dem Mehl vermischen. Mit Salz und Pfeffer würzen. Alles gut vermischen und mindestens 30 Minuten im Kühlschrank abkühlen lassen. Mit einem Ausstecher mit einem Durchmesser von mindestens 4 cm aus der Masse Pfannkuchen formen und gut andrücken. Die Kartoffel-Zwiebel-Küchlein leicht mit etwas Mehl bestreichen. Zum Braten das Öl erhitzen und die Pfannkuchen bräunen, dabei gelegentlich wenden, bis sie goldbraun sind. Auf saugfähigem Papier abtropfen lassen und heiß servieren.

ERDBEER-TOMATEN-GAZPACHO

Zubereitungszeit: 10 Minuten

Kochzeit: 0 Minuten

Portionen: 8 Personen

Schwierigkeit: Sehr einfach

Zutaten

6 Kupfertomaten

eine halbe Knoblauchzehe

ein paar Pfefferminzbonbons

250 g Erdbeeren

2 Scheiben altbackenes Vollkornbrot

Natives Olivenöl extra

Salz und Pfeffer und Himbeeressig

Vorbereitung

Alle Zutaten vermischen und nach und nach
Wasser hinzufügen, bis eine ziemlich flüssige
Konsistenz entsteht. Im Schnellkühler mit
Schnellkühlfunktion 40 Minuten lang
schockkühlen. Servieren Sie die Gazpacho
kalt und dekorieren Sie sie mit einem Stück
Erdbeere und einem Minzblatt. Mit
Silikonformen und der
Schnellgefrierfunktion des Schnellkühlers
können Sie Gazpacho in praktischen
Einzelportionen 60 Minuten lang einfrieren.
Im Gefrierschrank ist es 68 Monate haltbar.
Wenn Sie sich für den Verzehr entscheiden,
müssen Sie nur noch die gewünschten
Portionen herausnehmen und auftauen
lassen.

KICHERERBSENKRACHEN

Zubereitungszeit: 10 Minuten

Kochzeit: 15 Minuten

Ruhezeit: 1 Nacht

Portionen: 4 Personen

Schwierigkeit: Sehr einfach

Zutaten

200 g Kichererbsenmehl

200 ml Wasser

1 Lauch

1 Teelöffel trockene Bierhefe

frischer Majoran nach Geschmack

Salz nach Geschmack, Pfeffer nach Geschmack

extra natives Olivenöl nach Geschmack

500 ml Erdnussöl zum Braten

Vorbereitung

Am Vorabend das gesiebte Kichererbsenmehl in eine Schüssel geben. Teilen Sie die frische Bierhefe in 4 Teile. Nehmen Sie nur ein Viertel davon und lösen Sie es in kaltem Wasser auf. Gießen Sie das Wasser zum Kichererbsenmehl und vermischen Sie alles gut mit einem Schneebesen. Es sollte ein dicker und nicht zu flüssiger Teig entstehen. Passen Sie bei Bedarf an, indem Sie einen Löffel Kichererbsenmehl oder ein paar Löffel Wasser hinzufügen. Lassen Sie den Teig über Nacht mit einer Frischhaltefolie abgedeckt ruhen. Am nächsten Tag den Lauch schälen und in Scheiben schneiden. In einer Pfanne mit etwas Öl, Salz und Pfeffer anbraten.

Sobald es weich ist, abkühlen lassen. Den Lauch zum gesäuerten Kichererbsenteig geben. Salzen, pfeffern und die frischen Majoranblätter hinzufügen. Alles vermischen und den Teig noch eine Stunde ruhen lassen. Das Öl zum Braten in einer Pfanne mit hohem Rand erhitzen. Befeuchten Sie zwei Teelöffel mit kochendem Öl und nehmen Sie daraus kleine Portionen Teig. Tauchen Sie sie in das kochende Öl und nehmen Sie sie mit einem Schaumlöffel auf, wenn sie von allen Seiten goldbraun sind. Trocknen Sie die Kichererbsenfrikadellen auf saugfähigem Küchenpapier. Mit Salz würzen und heiß servieren.

BRUSCHETTA MIT ARTISCHOCKENCREME

Zubereitungszeit: 10 Minuten

Kochzeit: 20 Minuten

Portionen: 4 Personen

Schwierigkeit: Sehr einfach

Zutaten

1 Laib selbstgebackenes Brot

3 bereits gereinigte Artischockenherzen

und bereit zum Kochen

1/2 Liter Apfelessig

1/2 Knoblauchzehe

100 g Ricotta

2 Teelöffel geriebener Parmesan

Thymian und Pfeffer, natives Olivenöl extra

Vorbereitung

Spülen Sie die Artischockenherzen unter fließendem Wasser ab. Einen halben Liter Wasser vermischt mit Apfelessig und 2 Teelöffel Salz zum Kochen bringen. Artischockenherzen und Knoblauch hinzufügen. Alles kochen, bis es weich ist, dann abgießen und abkühlen lassen. Legen Sie ein Artischockenherz beiseite, das als Dekoration dient. Die anderen beiden Herzen in kleine Stücke schneiden und zusammen mit Knoblauch, Ricotta, 2 Teelöffeln Öl, geriebenem Parmesan, Salz und Pfeffer in einem Mixer pürieren. Rösten Sie einige Scheiben selbstgebackenes Brot, fetten Sie sie leicht mit etwas Öl ein und legen Sie sie für ein paar Minuten unter den Ofengrill. Abtropfen lassen und mit der Artischockencreme bestreichen. Das zuvor beiseite gelegte Artischockenherz in Scheiben schneiden und die Bruschetta damit dekorieren. Zum Schluss mit Parmesanflocken und frischen Thymianblättern bestreuen.

REZEPTE
ERSTEN GÄNGE

PASTA MIT ARTISCHOCKEN

Zubereitungszeit: 10 Minuten

Kochzeit: 10 Minuten

Portionen: 2 Personen

Schwierigkeit: Sehr einfach

Zutaten

2 Artischocken

1 Knoblauchzehe

1 Bund frischer Majoran

extra natives Olivenöl nach Geschmack

Salz nach Geschmack

200 g Fusilli

1 Zitronensaft

Vorbereitung:

Entfernen Sie die faserigsten Außenblätter der Artischocken, schneiden Sie die Dornen ab und legen Sie sie in eine Schüssel mit mit Zitronensaft angesäuertem Wasser. Schneiden Sie die Artischocken und Stiele in Scheiben, nachdem Sie sie abgespült und alle Strunke entfernt haben. Geben Sie sie mit zwei Esslöffeln Öl und dem gehackten Knoblauch in eine große Pfanne. Eine Prise Salz hinzufügen, die Artischocken zugedeckt etwa 5 Minuten köcheln lassen. Während die Artischocken kochen, kochen Sie die Nudeln al dente und gießen Sie sie nach dem Abgießen (etwas Kochwasser auffangen) in die Pfanne mit den Artischocken. Lassen Sie die Nudeln mit den Artischocken weg und fügen Sie bei Bedarf etwas Nudelkochwasser hinzu. Die Majoranblätter dazugeben, vermischen und servieren.

LASAGNE MIT PESTO

Zubereitungszeit: 30 Minuten

Kochzeit: 40 Minuten

Portionen: 4 Personen

Schwierigkeit: Einfach

Zutaten

250 g Lasagne-Nudeln

350 g grüne Bohnen

350 g Kartoffeln

200 g Pesto

800 g vegetarisches Béchamel

80 g vegetarischer Parmesan

extra natives Olivenöl nach Geschmack

Salz nach Geschmack

Vorbereitung

Die Kartoffeln schälen und in Würfel schneiden. Überprüfen Sie die grünen Bohnen, waschen Sie sie und schneiden Sie sie in Stücke. Das Gemüse in leicht gesalzenem Wasser 5 Minuten kochen, abgießen und beiseite stellen. Béchamel mit Pesto vermischen. Lasagneplatten in reichlich Salzwasser kurz garen. Anschließend abtropfen lassen und die erste Schicht in eine leicht geölte Pfanne geben. Auf der ersten Schicht ein paar Löffel Bechamel verteilen. Grüne Bohnen und Kartoffeln hinzufügen. Reichlich Parmesan darüber streuen. Fahren Sie mit einer weiteren Schicht Lasagne, Béchamel, grünen Bohnen, Kartoffeln und Parmesan fort, bis die Zutaten aufgebraucht sind. Lasagne mit Pesto bei 180°C ca. 3540 Minuten kochen und servieren.

SPARGELLASAGNE

Zubereitungszeit: 30 Minuten

Kochzeit: 40 Minuten

Portionen: 4 Personen

Schwierigkeit: Einfach

Zutaten

250 g frische Lasagne

500 ml Bechamel

700 g Spargel

50 g vegetarischer Parmesan

extra natives Olivenöl nach Geschmack

Salz nach Geschmack

schwarzer Pfeffer nach Geschmack

Vorbereitung

Waschen Sie zunächst den Spargel und entfernen Sie den härtesten Teil des Stiels. In einem schmalen, hohen Topf mit der Spitze nach oben kochen. Auf diese Weise bleiben die Stiele zart, aber die Spitzen bleiben beim Garen im Ofen intakt. Es dauert 10 Minuten. Den Spargel abgießen und abkühlen lassen, dann die Stiele in Scheiben schneiden und die Spitzen ganz lassen. Die Stielscheiben zur Béchamelsoße geben und mit Salz und Pfeffer abschmecken. Ein Backblech oder eine Auflaufform einölen und die erste Teigplatte, die Spargel-Bechamelsauce und den geriebenen Parmesan hineinlegen. Mit einem weiteren Nudelblatt abdecken und weitermachen, bis die Zutaten aufgebraucht sind. Mit einer weiteren Handvoll Parmesan und einem Schuss Öl abschließen. Die Spargellasagne im heißen Ofen bei 200° 30 Minuten garen und servieren.

NUDELSALAT

Zubereitungszeit: 15 Minuten

Kochzeit: 10 Minuten

Portionen: 4 Personen

Schwierigkeit: Sehr einfach

Zutaten

400 g Farfalle-Nudeln

300 g Kirschtomaten

200 g vegetarischer Mozzarella

30 g entkernte grüne Oliven

30 g entkernte schwarze Oliven

3 Zweige Basilikum

Salz nach Geschmack

extra natives Olivenöl nach Geschmack

Vorbereitung

Die Kirschtomaten vierteln, den Mozzarella in Würfel schneiden und die grünen Oliven in Scheiben schneiden. Die mit den Händen in Stücke gerissenen Kirschtomaten und Basilikumblätter in die Schüssel geben. Mit einer Prise Salz würzen und vermischen. Die Nudeln al dente kochen, unter fließendem Wasser abkühlen lassen, gut abtropfen lassen und zur Soße geben. Die schwarzen Oliven hinzufügen und erneut vermischen. Fügen Sie auch den Mozzarella hinzu. Nochmals mischen und je nach Geschmack noch mehr Öl und eine Prise Pfeffer hinzufügen. Die Nudeln auf Teller verteilen, mit den Oliven belegen und mit weiterem Basilikum garnieren. Aufschlag.

PASTA ALLA NORMA VEGETARIER

Zubereitungszeit: 30 Minuten

Kochzeit: 20 Minuten

Portionen: 4 Personen

Schwierigkeit: Einfach

Zutaten

350 g kurze Rigatoni-Nudeln

600 g Auberginen

400 g Tomatenpüree

1 Knoblauchzehe

Basilikum nach Geschmack

extra natives Olivenöl nach Geschmack

Erdnussöl nach Geschmack, Salz nach Geschmack

Vorbereitung

Geben Sie zwei Esslöffel Öl in einen Topf und geben Sie den Knoblauch hinzu, bräunen Sie ihn leicht an und fügen Sie das Tomatenpüree und eine Prise Salz hinzu. 15 Minuten kochen lassen, dabei gelegentlich umrühren. Gegen Ende der Garzeit 5 Basilikumblätter hinzufügen und abstellen. Die Auberginen der Länge nach halbieren und dann vierteln. In ca. 3 mm dicke Scheiben schneiden. In Sonnenblumenöl anbraten. Gut abtropfen lassen und auf Küchenpapier trocknen. Gießen Sie die Soße in einen großen Topf und fügen Sie die al dente gekochten und abgetropften Nudeln hinzu. Mischen Sie, fügen Sie dann die gebratenen Auberginen hinzu und legen Sie einen Teil zur Dekoration beiseite. Auf Tellern verteilen, mit den beiseite gelegten Auberginen und Basilikumblättern dekorieren. Die Nudeln heiß servieren.

PASTA MIT ZUCCHINI-CREME

Zubereitungszeit: 10 Minuten

Kochzeit: 10 Minuten

Portionen: 4 Personen

Schwierigkeit: Sehr einfach

Zutaten

2 mittelgroße Zucchini

400 g Rigatoni

100 ml Wasser

10 Basilikumblätter

extra natives Olivenöl nach Geschmack

Salz nach Geschmack

Vorbereitung

Das Wasser für die Nudeln aufkochen und in der Zwischenzeit die Zucchini in Stücke schneiden. Geben Sie die Zucchini in einen Topf mit Wasser, einer Prise Salz und einem Schuss Öl. Die Zucchini etwa 5 Minuten kochen. Nach dem Garen pürieren und die Basilikumblätter dazugeben. Nochmals mixen. Die Zucchinicreme in eine große Pfanne geben. Kochen Sie die Nudeln, lassen Sie sie al dente abtropfen, gießen Sie sie in die Pfanne und lassen Sie sie noch ein paar Minuten kochen. Halten Sie etwas Kochwasser beiseite, um die Creme weicher zu machen, falls sie zu dick ist. Einen Spritzer Öl hinzufügen, eine weitere Minute ruhen lassen, verrühren und servieren.

PASTA MIT KOHL

Zubereitungszeit: 15 Minuten

Kochzeit: 15 Minuten

Portionen: 4 Personen

Schwierigkeit: Einfach

Zutaten

350 g gereinigter Kohl

250 g Rigatoni

2 Knoblauchzehen

1 Chilischote

1 Esslöffel gehackte Petersilie

extra natives Olivenöl nach Geschmack

Salz nach Geschmack

Vorbereitung

Schneiden Sie die Kohlblätter in Scheiben, nachdem Sie die faserigste Mittelrippe entfernt haben. Blanchieren Sie sie 2 Minuten lang in leicht gesalzenem kochendem Wasser, lassen Sie sie abtropfen und geben Sie sie in eine Pfanne, in die Sie drei Esslöffel Öl, den Knoblauch und die Chilischote gegeben haben. 45 Minuten schmoren lassen. Dann etwa die Hälfte des Kohls kurz pürieren und wieder in die Pfanne geben. In der Zwischenzeit die Rigatoni im gleichen Kochwasser wie den Kohl al dente kochen und eine Tasse Nudelkochwasser auffangen. Die Rigatoni zusammen mit dem Kohl in die Pfanne geben und kochen, ggf. etwas Nudelkochwasser hinzufügen. Einen Spritzer Öl dazugeben und nochmals kurz verrühren. Die Rigatoni auf Teller verteilen und mit einer Prise gehackter Petersilie garnieren. Sofort servieren.

WINTERGEMÜSESUPPE

Zubereitungszeit: 20 Minuten

Kochzeit: 40 Minuten

Portionen: 4 Personen

Schwierigkeit: Einfach

Zutaten

250 g Kürbis

von Kernen und Schale befreit

200g Blumenkohl

200 g Kartoffeln

150 g Spinat

1 Karotte, 1 Sellerie

1 rote Zwiebel

3 Esslöffel Tomatenpüree

1 Bund Petersilie

extra natives Olivenöl nach Geschmack

Salz nach Geschmack, Wasser nach Geschmack

Vorbereitung

Zwiebel, Sellerie und Karotte schälen und in kleine Stücke schneiden. Schneiden Sie auch die Stängel der Petersilie in Scheiben und lassen Sie die Blätter beiseite. Geben Sie die Zutaten für das Sautieren in eine große Pfanne und geben Sie drei Esslöffel Öl hinzu. Auf den Herd stellen und die Zwiebel anbraten. Schälen Sie die Kartoffel und schneiden Sie sie in Stücke, trennen Sie die Blumenkohlröschen, indem Sie die größeren teilen, und schneiden Sie den Kürbis. Übertragen Sie das Gemüse in den Topf.

Petersilienblätter und Spinat hacken. Geben Sie sie zu den restlichen Zutaten in den Topf. Bedecken Sie das Gemüse locker mit Wasser und fügen Sie einen halben Teelöffel Salz hinzu. Einen Deckel auflegen und bei schwacher Hitze etwa 45 Minuten garen. Wenn noch zehn Minuten Garzeit übrig sind, das Tomatenpüree hinzufügen. Servieren Sie die Minestrone heiß oder warm, je nach Geschmack mit einem Schuss Öl gewürzt.

SAFRAN-REISSUPPE

Zubereitungszeit: 20 Minuten

Kochzeit: 1 Stunde

Dosierung: 4/6 Personen

Schwierigkeit: Einfach

Zutaten

150 Gramm Reis

4 Zucchini, 2 Karotten

eine mittelgroße Zwiebel, eine Stange Sellerie

150 Gramm Kohl

150 Gramm Kartoffeln

1 Päckchen Safran

Petersilie

2 Tomaten, Salz und Pfeffer

Natives Olivenöl extra

Vorbereitung

Das gesamte Gemüse außer den Tomaten waschen und in kleine Stücke schneiden. 2 Esslöffel Öl in einem Topf erhitzen und das Gemüse hinzufügen. Mit Salz und Pfeffer würzen, einen Löffel gehackte Petersilie hinzufügen und 5 Minuten kochen lassen. 700 ml heißes Wasser hinzufügen und dreißig Minuten köcheln lassen. Den Reis dazugeben und kochen, dabei gelegentlich umrühren. Fügen Sie den Safran hinzu, wenn der Reis fast gar ist. Auf Tellern anrichten und die Minestrone mit kleinen, mit Öl und Salz gewürzten Tomatenwürfeln garnieren.

SUPPE MIT KÜRBIS, KARTOFFELN, UND ROTE LINSEN

Zubereitungszeit: 15 Minuten

Kochzeit: 130 Minuten

Portionen: 4 Personen

Schwierigkeit: Normal

Zutaten

500 g Kürbis in Stücke schneiden

300 g Kartoffeln, geschält und in Stücke geschnitten

100 g rote Linsen

2 Knoblauchzehen, geschält und in Scheiben geschnitten

3 Salbeiblätter

2 Zweige Rosmarin, gehackt

4 Esslöffel natives Olivenöl extra

Salz, kaltes Wasser

Vorbereitung

Das native Olivenöl extra zusammen mit dem Knoblauch in die Pfanne geben und anbraten. Dann die aromatischen Kräuter und die gehackten roten Linsen dazugeben, vermischen und eine Minute ziehen lassen. Anschließend die Kartoffelwürfel und den Kürbis dazugeben, häufig verrühren und 5 Minuten ziehen lassen. Zum Schluss kaltes Wasser einfüllen, sodass das gesamte Gemüse bedeckt ist. Gut vermischen, die Hitze reduzieren, die Pfanne abdecken und kochen lassen. Nach ca. 40 Minuten Garzeit vom Herd nehmen und die Minestrone mit einem Stabmixer pürieren, mit Salz würzen. Servieren Sie die Minestrone aus Kürbis, Kartoffeln und roten Linsen mit gerösteten hausgemachten Brotcroutons, beträufeln Sie sie mit etwas nativem Olivenöl extra und garnieren Sie sie mit einem Rosmarinzweig.

MINESTRONE- BROTSUPPE

Zubereitungszeit: 25 Minuten

Kochzeit: 40 Minuten

Portionen: 4 Personen

Schwierigkeit: Sehr einfach

Zutaten

300 g altbackenes Brot

1 grüner Brokkoli

200 g Zucchini

1 rote Zwiebel

200 g Kartoffeln

100 g Karotten

2 Stangen Sellerie

100 g fertiges Tomatenmark

1 Knoblauchzehe, Petersilie

Natives Olivenöl extra

Salz und Pfeffer

Vorbereitung

Die Zwiebel fein hacken. Den Knoblauch zerdrücken und in einem Topf mit 2 EL Öl etwa 2 Minuten anbraten, dann herausnehmen. Fügen Sie die Zwiebel hinzu und braten Sie sie bei schwacher Hitze an. Fügen Sie dann die Kartoffeln, die Karotte und den Sellerie hinzu, alles in etwa einen Zentimeter große Würfel geschnitten. Bei mittlerer Hitze 5 Minuten kochen lassen und etwas Salz hinzufügen. Fügen Sie auch die gewürfelten Zucchini und gehackten Brokkoliröschen hinzu.

Weitere 5 Minuten kochen lassen, dann das Tomatenmark hinzufügen. Bedecken Sie die Zubereitung mit 700 ml kochendem Wasser und lassen Sie die Suppe etwa 15 Minuten köcheln. Entfernen Sie die Kruste vom Brot, schneiden Sie es in Würfel und geben Sie es in die Kochbrühe. Mit einem Holzlöffel vermischen und noch ein paar Minuten kochen lassen. Reichlich gehackte Petersilie hinzufügen, mit Salz und Pfeffer würzen und mit etwas Öl auf Tellern anrichten.

ZUCCHINI-SUPPE

Zubereitungszeit: 10 Minuten

Kochzeit: 50 Minuten

Portionen: 4 Personen

Schwierigkeit: Sehr einfach

Zutaten

2 große Zucchini

1 Lauch, 1 Kartoffel

1,5 l Gemüsebrühe

2 Esslöffel frische Gemüsecreme

4 Scheiben Vollkornbrot

extra natives Olivenöl nach Geschmack

Salz nach Geschmack, Pfeffer nach Geschmack

Vorbereitung

Um die Zucchinisuppe zuzubereiten, waschen Sie das Gemüse sehr gut: Entfernen Sie die härtesten Blätter des Lauchs und spülen Sie ihn unter fließendem Wasser gut ab, schälen Sie die Kartoffel und schneiden Sie die Enden der Zucchini ab. Alles in Würfel schneiden. Geben Sie das Gemüse in einen Topf und bedecken Sie es mit der heißen Gemüsebrühe. 50 Minuten bei mittlerer Hitze kochen. In der Zwischenzeit die Brotscheiben in Würfel schneiden, mit etwas Öl einfetten und im Ofen bei 180 °C unter dem Grill goldbraun rösten. Wenn das Gemüse weich ist, die Gemüsecreme dazugeben und mit dem Stabmixer pürieren. Bei Bedarf Salz und Pfeffer hinzufügen. Servieren Sie die Zucchinisuppe mit gerösteten Croutons und einem Schuss Öl.

BOHNENSUPPE

Zubereitungszeit: 20 Minuten

Kochzeit: 30 Minuten

Portionen: 4 Personen

Schwierigkeit: Einfach

Zutaten

1 kg frische Saubohnen

200 g kurze Nudeln für die Suppe

250 ml Tomatenmark 1 Zwiebel

1 Sellerie (kleiner Stängel)

1 Knoblauchzehe1 Karotte

1 Esslöffel natives Olivenöl extra

1 Liter Gemüsebrühe

gehackte Petersilie nach Geschmack

Salz nach Geschmack, Pfeffer nach Geschmack

Vorbereitung

Schälen Sie die Bohnen aus der Schale und schneiden Sie die Hülsenfrüchte mit einem scharfen Messer ab, um die Außenhaut zu entfernen. Spülen Sie die Bohnen vor der Verwendung unter fließendem Wasser ab. Den Knoblauch separat zusammen mit der Zwiebel, der Karotte und dem Sellerie fein hacken. Für einen stärkeren Geschmack das Öl in einem Topf erhitzen, die gehackte Mischung dazugeben und einige Minuten köcheln lassen. Die Saubohnen dazugeben und alles bei schwacher Hitze mindestens 10 Minuten sanft anbraten, bei Bedarf Wasser hinzufügen. wenn es zu trocken wird. Das Tomatenmark und die kochende Brühe hinzufügen. Mit Salz und Pfeffer würzen und die Suppe mindestens 20 Minuten köcheln lassen, bis die Bohnen weich sind. Geben Sie die Nudeln hinzu und kochen Sie sie gemäß den auf der Packung angegebenen Zeiten. Die Bohnensuppe mit gehackter Petersilie bestreut servieren.

PASTA UND KICHERERBSEN

Zubereitungszeit: 10 Minuten

Kochzeit: 20 Minuten

Portionen: 4 Personen

Schwierigkeit: Sehr einfach

Zutaten

300g Kichererbsen aus der Dose

200 g Eier-Tagliatelle

100 g Kartoffeln

1 mittelgroße Karotte

1 kleine Zwiebel

2 Sellerie (Rippen)

2 Esslöffel Tomatenmark

Rosmarin nach Geschmack

extra natives Olivenöl nach Geschmack

Salz nach Geschmack, Pfeffer nach Geschmack

Vorbereitung

Zwiebel, Karotte und Sellerie hacken und in einem ziemlich großen Topf mit einem Löffel nativem Olivenöl extra leicht anbraten. Die sautierte Mischung bei schwacher Hitze einweichen. Die gut abgetropften Kichererbsen hinzufügen und einige Minuten kochen lassen, dann die zwei Esslöffel Tomatenmark hinzufügen. Mit Salz. Einen Liter kochendes Wasser hinzufügen, pfeffern und die Kichererbsen bei schwacher Hitze kochen. Durch die Verwendung von Kichererbsen aus der Dose können Sie die Garzeit auf 5 Minuten verkürzen

Andernfalls haben sie eine sehr weiche Konsistenz und neigen dazu, auseinanderzufallen. Nudeln und Kichererbsen hinzufügen. Fügen Sie sie nach und nach hinzu und rühren Sie um, damit sie nicht kleben. Weitergaren für 3/4 Minuten oder für die auf der Packung angegebene Zeit. Servieren Sie die Nudeln und Kichererbsen heiß und garnieren Sie die Gerichte mit einem Zweig Rosmarin und einem Schuss nativem Olivenöl extra.

SIZILIANISCHE CAPONATA

Schwierigkeit: Einfach

Zubereitung: 40 Min

Kochen: 40 Min

Dosierung für: 6 Personen

Zutaten

Aubergine 1 kg

Sellerie 400 g

Weiße Zwiebeln 250 g

Kupfertomaten 200 g

Grüne Oliven 200 g

Entsalzte gesalzene Kapern 50 g

Pinienkerne 50 gr

Weißweinessig 60 g

Basilikum nach Geschmack

Tomatenpüree 40 g

Extra natives Olivenöl nach Geschmack

Salz nach Geschmack

Extra natives Olivenöl nach Geschmack

Vorbereitung

Für die Caponata zunächst die Zwiebel schälen und in feine Scheiben schneiden. 1. Den Sellerie schälen und in Scheiben schneiden. 2. Die grünen Oliven halbieren und den Kern entfernen. 3. Die Auberginen waschen und trocknen, schälen und dann in Scheiben schneiden in ca. 2,5 cm große Stücke schneiden 4. Machen Sie dasselbe mit den Tomaten 5. Erhitzen Sie eine Pfanne und rösten Sie die Pinienkerne einige Minuten lang 6, bis sie goldbraun sind 7.

Nehmen Sie nun Ihre Auberginen: Geben Sie das Olivenöl in eine Pfanne mit hohem Rand und erhitzen Sie es. Geben Sie dann jeweils ein paar Auberginen hinein und lassen Sie sie einige Minuten braten. Sobald sie goldbraun sind, lassen Sie sie mit einem Schaumlöffel abtropfen und legen Sie sie auf ein mit saugfähigem Papier ausgelegtes Tablett, um das überschüssige Öl zu entfernen 9, und legen Sie sie dann beiseite. Einen großzügigen Schuss Olivenöl in einen großen Topf geben, erhitzen und dann die Zwiebel 10 hinzufügen. Gut anbraten, bis die Zwiebel welk ist, dann den Sellerie hinzufügen 11; Auch dies gut anbraten, dann die Kapern 12, die Oliven 13, die gerösteten Pinienkerne 14 und die Kirschtomaten 15 hinzufügen. Kurz anbraten, dann mit dem Deckel abdecken 16 und bei schwacher Hitze 1520 Minuten kochen lassen.

Bereiten Sie in der Zwischenzeit die süß-saure Soße zu: Gießen Sie den Essig und das Tomatenmark in einen Krug 17. Mit einem Teelöffel gut vermischen und nach 1520 Minuten Garzeit Salz hinzufügen und die Soße in den Topf 20 gießen. Umrühren, die Hitze erhöhen und Mischen, bis der Essigduft verdunstet ist. Den Herd ausschalten, die frittierten Auberginen hinzufügen 21 und mit reichlich Basilikum 22 würzen. Alles gut vermischen 23, die Caponata in eine Auflaufform geben und in den Kühlschrank stellen, da die Besonderheit der Caponata darin besteht, dass sie kalt serviert werden sollte bei Zimmertemperatur: danach wird es noch besser!

PENNETTE FRÜHLING

Schwierigkeit: Einfach

Zubereitung: 25 Min

Kochen: 20 Min

Dosierung für: 4 Personen

Zutaten

Pasta Pennette Rigate 350 g

Bohnen 800 g schälen

Kleine Zucchini 300 g

Kupfertomaten 300 g

Rote Zwiebeln 200 g, Karotten 150 g

Petersilie nach Geschmack

Extra natives Olivenöl 20 g

Salz nach Geschmack, schwarzer Pfeffer nach Geschmack

Vorbereitung

Um die Frühlings-Pennette zuzubereiten, reinigen Sie zunächst die Bohnen: schälen Sie die Bohnen, entfernen Sie dann die Außenhaut 1, sammeln Sie die Bohnen in einer Schüssel und stellen Sie sie beiseite. Sie erhalten etwa 570 g. Einen Topf mit reichlich Salzwasser auf den Herd stellen und zum Kochen bringen; Wenn es kocht, fügen Sie Salz hinzu: Sie benötigen es zum Kochen der Nudeln. Die Petersilie 2 waschen, trocknen und fein hacken, sie wird dann zum Würzen der Nudeln verwendet. Die rote Zwiebel schälen und in feine Scheiben schneiden 3. Das Olivenöl 4 in einer Pfanne erhitzen, dann die in Scheiben geschnittene Zwiebel 5 dazugeben und bei schwacher Hitze etwa 5 Minuten köcheln lassen. In der Zwischenzeit die Karotten schälen 6 und in dünne Scheiben schneiden 7, dann in die Pfanne geben 8, eine Kelle Nudelkochwasser darübergießen 9 und das Gemüse weitere 5 Minuten kochen lassen. Kümmere dich nun um die Zucchini:

Waschen, putzen und in Scheiben schneiden 10, dann die Kirschtomaten waschen, halbieren 11 und dann jede Hälfte in Querscheiben schneiden, um Würfel 12 zu erhalten. Anschließend auch die Zucchinischeiben 13 und die Tomatenwürfel 14 hineingeben In der Pfanne ca. 1015 Minuten weitergaren. Sobald die Soße fertig ist, geben Sie die Nudeln hinzu, die etwa 9 Minuten oder die auf der Packung angegebene Zeit kochen müssen. Beachten Sie dabei, dass Sie sie al dente abgießen müssen. Zuletzt die Saubohnen hinzufügen 16, dann salzen und pfeffern und vermischen 17. Die Nudeln al dente direkt in die Pfanne mit der Gemüsesoße abtropfen lassen 18 Die Nudeln mit einer Kelle Kochwasser befeuchten 19 und noch einige Augenblicke anbraten Alle Aromen vermischen, dann den Herd ausschalten und mit der gehackten Petersilie 20 würzen.

SPAGHETTI MIT KÜRBISSAUCE

Zubereitungszeit: 20 Minuten

Kochzeit: 25 Minuten

Portionen: 4 Personen

Schwierigkeit: Sehr einfach

Zutaten

240 g Spaghetti

300 g Kürbismark

100 ml Weißwein

1 Schalotte

1 Stange Sellerie

ein paar Salbeiblätter

5 Esslöffel natives Olivenöl extra

Salz und Pfeffer

Vorbereitung

Spaghetti mit Kürbisragout zuzubereiten ist einfach. Zuerst den Kürbis putzen, halbieren, Kerne und Fäden entfernen und 300 g Fruchtfleisch erhalten. Mit einem scharfen Messer in sehr kleine, gleichmäßige Würfel schneiden. Schalotte und Sellerie fein hacken und in einem Topf mit zwei Esslöffeln nativem Olivenöl extra anbraten. Wenn das Gemüse glänzt, den in Würfel geschnittenen Kürbis dazugeben. Mischen und 5 Minuten ruhen lassen. Den Weißwein hinzufügen, verdampfen lassen und 15 Minuten kochen lassen. In der Zwischenzeit widmen Sie sich dem Braten der Salbeiblätter. In einem Topf 3 Esslöffel Olivenöl erhitzen und, sobald die Temperatur erreicht ist, testen

Entfernen Sie das Blatt und prüfen Sie, ob sich Blasen bilden. Tauchen Sie die Salbeiblätter einige Sekunden lang ein, nehmen Sie sie dann mit einem Schaumlöffel heraus und geben Sie sie auf Bratpapier oder Küchenpapier, um überschüssiges Öl zu entfernen. Nehmen Sie ein Viertel der Soße mit einem Löffel und vermischen Sie es. Geben Sie es dann zurück in die Pfanne, um eine cremigere Portion Soße zu erhalten. In der Zwischenzeit die Spaghetti in kochendem Salzwasser kochen. Die Nudeln al dente abtropfen lassen, zum Kürbis geben und vermischen. Bei Bedarf etwas Kochwasser hinzufügen, um alles gut zu vermischen. Auf Servierteller verteilen und die Spaghetti mit Kürbisragout und knusprig frittierten Salbeiblättern servieren.

ZITRONE-LINGUINE
OHNE CREME

Zubereitungszeit: 10 Minuten

Kochzeit: 10 Minuten

Portionen: 4 Personen

Schwierigkeit: Sehr einfach

Zutaten

400 g Linguine;

1 Knoblauchzehe;

4 unbehandelte Zitronen

1 Packung Gemüsecreme;

Natives Olivenöl extra;

Salz; Petersilie;

schwarzer Pfeffer

Vorbereitung

Die ersten Schritte, um diesen einfachen ersten Gang zuzubereiten, umfassen die Zubereitung der Soße: Drücken Sie die Zitronen aus und geben Sie den Saft durch ein Sieb, um die Kerne und das Fruchtfleisch zu entfernen, bevor Sie ihn in einer Schüssel auffangen. In einer Pfanne den Knoblauch im Öl anbraten, dann den Zitronensaft und eine Kelle heißes Wasser hinzufügen. Die Gemüsecreme dazugeben und mit Salz und Pfeffer würzen, bei schwacher Hitze bräunen und rühren, bis eine glatte Masse entsteht. In der Zwischenzeit die Linguine in Salzwasser kochen, dabei darauf achten, dass sie al dente abtropft, dann in die Pfanne mit den Gewürzen geben und einige Minuten auf der Hitze rühren lassen. Sie können Ihre Zitronen-Linguine zum Anreichern auch ohne Sahne servieren Dieses Gericht mit einer Prise Pfeffer und etwas Petersilie abschmecken. Guten Appetit!

VEGETARISCHE QUESADILLAS

Zubereitung 20 Minuten

10 Minuten kochen

Für 4 Personen

(je 2 Quesadillas)

Zutaten

8 Tortillas aus Mais- oder Weizenmehl

400 Gramm bereits gekochte schwarze Bohnen

100 Gramm veganer Käse

harte Nudeln vom Typ Edamer

1 rote Paprika

1 rote Zwiebel

1 Esslöffel Paprika

1 Esslöffel Kreuzkümmelsamen

1 Esslöffel Koriander

Vorbereitung

Waschen Sie die Paprika, schneiden Sie sie in große Streifen, fetten Sie sie ein und garen Sie sie auf der Grillplatte oder im Ofen. Legen Sie sie dann für 10 Minuten in eine Plastiktüte, damit Sie die Haut entfernen können, wenn Sie sie nicht möchten. In einer Schüssel die bereits gekochten schwarzen Bohnen zerdrücken, bis ein Püree entsteht, vorzugsweise leicht feucht, und die gegrillten Paprikaschoten und den geriebenen veganen Käse hinzufügen. Alles gut vermischen. Die gehackten Zwiebeln, Paprika und Kreuzkümmel sowie die im Mörser zerstoßenen Koriandersamen hinzufügen. Je nach Geschmack mit Salz und Pfeffer würzen. Zum Schluss die Tortillas in einer beschichteten Pfanne mit Deckel erhitzen. Bringen Sie eine Schüssel mit der Füllung und einen abgedeckten Korb mit Tortillas zum Tisch, damit jeder seine eigenen Quesadillas füllen kann.

QUINOA MIT ERBSEN UND MAIS

Zubereitungszeit: 10 Minuten

Kochzeit: 20 Minuten

Portionen: 4 Personen

Schwierigkeit: Sehr einfach

Zutaten

1 Tasse Wasser

1 Tasse Quinoa

1/2 Tasse Zuckermais

1/2 Tasse Erbsen

(frisch oder gefroren)

1 Tasse geschnittene Schalotten

2 Tassen Gemüsebrühe

Salz und frisch gemahlener Pfeffer

Vorbereitung

Quinoa in einem Topf mit Salzwasser und 1 Esslöffel Öl kochen, dabei gelegentlich umrühren. Die Garzeit beträgt ca. 15 Minuten. Wenn das Wasser vollständig aufgesogen ist, das Müsli abgießen. In einer ausreichend großen Pfanne Mais, Erbsen und dünn geschnittene Schalotten in reichlich Öl anbraten und mit der Gemüsebrühe verdünnen, dabei die Hitze erhöhen. Etwa 3 Minuten kochen lassen oder so lange, bis das Gemüse kocht und die Brühe auf die Hälfte reduziert ist. Schalten Sie nun die Hitze aus und fügen Sie das Quinoa hinzu. Die so erhaltene Mischung muss eine kompakte und leicht klebrige Konsistenz haben, ähnlich einem Risotto, und kann je nach Anlass und Geschmack Ihrer Gäste heiß oder kalt serviert werden. Komplettieren Sie alles mit einer Prise frisch gemahlenem Pfeffer und einer Prise Salz. Guten Appetit!

ARTISCHOCKEN-RISOTTO

Zubereitungszeit: 10 Minuten

Kochzeit: 15 Minuten

Portionen: 4 Personen

Schwierigkeit: Sehr einfach

Zutaten

300 g Reis

3 Artischocken

1 Schalotte

1/2 Glas Weißwein

Natives Olivenöl extra

1 Liter Gemüsebrühe

der Saft von 1 Zitrone

1 Prise Pfeffer

frische Petersilie.

Vorbereitung

Nach dem Waschen der Artischocken müssen Sie zunächst den oberen Teil der Blätter mit den Dornen entfernen und auch die härteren äußeren Blätter der Artischocke entfernen. Den Bart herausziehen, das Gemüse waschen und in dünne Scheiben schneiden. Legen Sie sie in eine Schüssel mit Wasser, das mit Tropfen frisch gepresster Zitrone angesäuert ist, damit die Artischocken nicht dunkel werden. Anschließend die Schalotte putzen und in dünne Scheiben schneiden. Geben Sie es in eine Pfanne und lassen Sie es mit etwas Wasser und Öl schmoren. An diesem Punkt können Sie den Reis hinzufügen und ihn zusammen mit der Zwiebel zwei Minuten lang rösten.

Einen Teil der Gemüsebrühe verwenden, um die Artischocken separat zu kochen, den Weißwein hinzufügen und warten, bis er verdampft ist (23 Minuten bei mittlerer Hitze). Nun die Artischocken hinzufügen, eine Kelle Gemüsebrühe hinzufügen und mit dem Mischen beginnen, bis die Brühe eingezogen ist. So weitermachen, bis der Reis gar ist. Wenn Sie möchten, können Sie am Ende des Garvorgangs Pfeffer und gehackte Petersilie hinzufügen.

BRENNNESSELRISOTTO

Zubereitungszeit: 10 Minuten

Kochzeit: 20 Minuten

Portionen: 4 Personen

Schwierigkeit: Sehr einfach

Zutaten

250 Gramm Risottoreis

250 Gramm Brennnesseln

eine Zwiebel

Natives Olivenöl extra

Gemüsebrühe nach Geschmack

ein Stück Pflanzenbutter

Salz und Pfeffer nach Geschmack.

Vorbereitung

Um dieses Brennnessel-Risotto zuzubereiten, schneiden Sie zunächst die Zwiebel in dünne Scheiben und braten Sie diese in einer Pfanne mit etwas heißem Öl an. Dann den Reis hinzufügen und rösten; Dann nach und nach die heiße Gemüsebrühe (am besten selbstgemacht) angießen, damit sie nach und nach vom Reis aufgenommen wird. Nach etwa zehn Minuten, nach der Hälfte der Garzeit, die bereits gewaschenen und geschnittenen Brennnesseln dazugeben und je nach Geschmack mit Salz und Pfeffer abschmecken. Am Ende des Garvorgangs, wenn die Hitze ausgeschaltet ist, müssen Sie der Sahne nur noch ein Stück Butter hinzufügen. Servieren Sie abschließend das Brennnesselrisotto und genießen Sie dieses Gericht mit einem delikaten Geschmack, aber großen potenziellen Vorteilen für das Wohlbefinden unseres Körpers.

RISOTTO MIT PAPRIKA

Zubereitungszeit: 10 Minuten

Kochzeit: 20 Minuten

Portionen: 4 Personen

Schwierigkeit: Sehr einfach

Zutaten

400 g Carnaroli-Reis

2 rote Zwiebeln

2 Kupfertomaten

1 rote Paprika

1 gelbe Paprika

1,5 l Gemüsebrühe

10 cl trockener Weißwein

4 Esslöffel vegan

Geriebener Parmesankäse

85 g Pflanzenbutter)

Oregano oder Majoran

Vorbereitung.

Die Zwiebel fein hacken und bei schwacher
Hitze in einer Pfanne mit der Hälfte der
Butter und 1 Esslöffel Öl anbraten. Waschen
Sie die Tomaten gut, machen Sie mit dem
Messer ein Kreuz und tauchen Sie sie 2
Minuten lang in kochendes Wasser, damit
sich die Haut leicht entfernen lässt. Dann
schneiden Sie sie in Würfel und verfahren
Sie genauso mit den Paprika, indem Sie sie in
Streifen schneiden. Das Gemüse mit der
Zwiebel in die Pfanne geben, mit Salz,
Pfeffer und Oregano würzen und 10 Minuten
bei mittlerer Hitze anbraten.

Bei starker Hitze den Reis mit dem Gemüse vermengen und vermengen, sodass die Körner glasig werden. Den Wein angießen, die Hitze reduzieren und verdunsten lassen. Zu diesem Zeitpunkt 1 Kelle Risottobrühe bei schwacher Hitze aufgießen. Während es verdunstet ist, noch mehr hinzufügen, bis der Reis weich ist. Fügen Sie die restliche Butter und den geriebenen Parmesankäse vom Herd hinzu und servieren Sie Ihr Paprikarisotto kochend heiß. Genießen Sie Ihr Essen!

ROTER CHICORY RISOTTO

Zubereitung 10 Minuten

20 Minuten kochen

Für 4 Personen

Zutaten

320 Gramm Bio-Reis

160 Gramm roter Radicchio,

50 Gramm Pflanzenbutter

1/2 Zwiebel

ca. 0,5 Liter Gemüsebrühe,

mit einem Gemüsebrühwürfel

1 Glas trockener Weißwein

Vorbereitung

Zuerst müssen Sie den Radicchio schälen, waschen und in Streifen schneiden. Dann müssen Sie die Zwiebel hacken und zusammen mit der Pflanzenbutter in einer Pfanne anbraten. Nun den Radicchio und den Weißwein dazugeben und bei schwacher Hitze köcheln lassen, am besten zugedeckt, bis der Wein verdampft ist. Geben Sie nun den Reis hinzu, rösten Sie ihn kurz an und fügen Sie dann einen Löffel Brühe mit dem Brühwürfel hinzu. Wichtig ist, dass Sie beim Verdunsten mehr hinzufügen müssen. Bei mittlerer Hitze dauert es 15/16 Minuten. Sobald der Reis gar ist, die Butter 23 Minuten bei schwacher Hitze einrühren. Hört mir zu! Das Radicchio-Risotto heiß servieren. Genießen Sie Ihr Essen mit diesem hervorragenden Risotto-Rezept!

RISOTTO MILANESE

Zubereitungszeit: 10 Minuten

Kochzeit: 20 Minuten

Portionen: 4 Personen

Schwierigkeit: Sehr einfach

Zutaten

320 Gramm Reis

50 Gramm Butter, Gemüse

halbe Zwiebel

ein halber Liter Gemüsebrühe

150 Gramm Parmesan

geriebenes Gemüse

1 Glas trockener Weißwein

1 Päckchen Safran

Vorbereitung

Die Zwiebel sehr fein hacken und in einer Pfanne mit 25 g Butter bei schwacher Hitze 2 Minuten anbraten. Den Reis dazugeben und unter ständigem Rühren kurz rösten, bis er glasig wird. Anschließend den Weißwein bei schwacher Hitze ca. 3 Minuten zugeben, bis der Wein verdampft ist. Einen Teil der Brühe angießen und verrühren. Kochen Sie den Reis und fügen Sie von Zeit zu Zeit Brühe hinzu, wenn Sie sehen, dass er austrocknet. Der Reis ist gar, wenn er außen leicht matschig und innen al dente ist. Öffnen Sie nun den Safranbeutel und gießen Sie das Pulver in das Risotto. Den geriebenen Parmesan und die restliche Pflanzenbutter vermischen und dazugeben, dann einige Minuten auf der Hitze rühren. Heiß servieren.

RISOTTO MIT ROSENBLÜTEN UND WEISSWEIN

Zubereitungszeit: 10 Minuten

Kochzeit: 20 Minuten

Portionen: 4 Personen

Schwierigkeit: Sehr einfach

Zutaten

360 Gramm superfeiner Reis

2,5 Liter Gemüsebrühe

1/2 Glas trockener Weißwein

2 Esslöffel Öl

80 Gramm Pflanzenbutter

60 Gramm Gemüseparmesan

30 g Schalotten

6 rosa Rosen

Vorbereitung

Befolgen Sie für dieses ausgezeichnete Rosenrisotto die Schritt-für-Schritt-Anleitung wie immer gewissenhaft: Zuerst die gehackte Schalotte in 40 Gramm Butter und Öl anbraten, den Reis rösten, den Weißwein und nach und nach das Gemüse hinzufügen Brühe. Nach ¾ der Garzeit die in Julienne-Streifen geschnittenen Rosenblätter dazugeben und die restliche Butter sowie eine Prise Käse unterrühren. Machen Sie sich bereit, mit dem Risotto-Rezept aus Rosenblättern und Weißwein zu überraschen. Guten Appetit!

SPAGHETTI MIT PFLANZLICHEN LINSENPILZ-FLEISCHBÄLLCHEN

Zubereitung 20 Minuten

40 Minuten kochen

Für 4 Personen

Zutaten

1/2 Tasse getrocknete Linsen

2 Lorbeerblätter

1 Tasse Wasser

250 Gramm Champignons

1 Esslöffel Sojasauce

2 Knoblauchzehen

1/3 Glas Rotwein

1/2 Tasse Gemüsebrühe

1/2 kg Spaghetti Nummer 5

Tomatensauce

Vorbereitung

Linsen, Lorbeerblatt und Wasser in einen Topf geben und zum Kochen bringen. Bei schwacher Hitze etwa 10 Minuten kochen lassen (die Linsen müssen noch recht roh bleiben). Vom Herd nehmen, abtropfen lassen und das Lorbeerblatt entfernen. Auf Raumtemperatur abkühlen lassen. Geben Sie die Linsen und nach dem Schälen der gehackten Pilze alles in eine Küchenmaschine. Es sollte eine grobe Paste sein. In der Zwischenzeit den Knoblauch in einer Pfanne mit etwas Öl anbraten und dann die Pilz- und Linsennudeln dazugeben. Weitere 5 Minuten bei schwacher Hitze unter ständigem Rühren kochen lassen. Mit etwas Rotwein ablöschen und verdampfen lassen.

Die restlichen flüssigen Teile (Sojasauce und Brühe) sowie die aromatischen Kräuter dazugeben und bei schwacher Hitze kochen, bis die Flüssigkeit vollständig aufgesogen ist. Vom Herd nehmen und mit Salz und Pfeffer würzen. Abkühlen lassen und in der Zwischenzeit den Ofen auf 150° vorheizen (das Garen im Ofen wird langsamer, aber auch leichter und gesünder). Mit den Händen ca. 12 Frikadellen formen und formen (die Anzahl richtet sich nach der gewünschten Größe). Die so geformten Kugeln auf dem mit Backpapier ausgelegten Backblech anordnen und unter mehrmaligem Wenden 40 Minuten lang goldbraun backen. Wenn die Nudeln gekocht und die Fleischbällchen fertig sind, alles in einer großen Schüssel vermischen, mit einer leicht scharfen Tomatensauce würzen (wenn Sie möchten) und das Gericht heiß servieren. Guten Appetit!

KÜRBISSPÄTZLE MIT LAUCHSAUCE UND KNUSPRIGE ARTISCHOCKEN

Zubereitungszeit: 20 Minuten

Kochzeit: 50 Minuten

Portionen: 4 Personen

Schwierigkeit: Sehr einfach

Zutaten

400 g gedünsteter Kürbis

200 g gedünstete Kartoffeln

200 g 00-Mehl

100 g Sojamilch

200 g Gemüsecreme

4 Lauch, 4 mittelgroße Artischocken

1 Knoblauchzehe, Petersilie

1 Teelöffel Muskatnusspulver

1 Glas Weißwein

Vorbereitung

Den in Spalten geschnittenen Kürbis 15 Minuten im Ofen garen und wenn er weich ist, zerstampfen. Die Kartoffeln in reichlich Salzwasser kochen und anschließend schälen. Um mit der Zubereitung der Spätzle zu beginnen, geben Sie alle abgekühlten Zutaten (Kürbis, Kartoffeln, Mehl, Sojamilch, 1 Prise Salz und Muskatnuss) in einen Mixer, bis eine homogene Masse entsteht, die Sie eine halbe Stunde ruhen lassen. Reinigen Sie gleichzeitig die Artischocken, entfernen Sie den Bart und schneiden Sie drei Viertel der Oberseite ab, um die härtesten Spitzen und Blätter zu entfernen. Schneiden Sie sie in dünne Scheiben und legen Sie sie in mit Zitronensaft angesäuertes Wasser. Die gehackte Knoblauchzehe und die Petersilie in einem Topf mit nativem Olivenöl extra anbraten und ambrate Fügen Sie die Artischocken einige Minuten lang hinzu und verrühren Sie sie bei starker Hitze mit etwas Weißwein. Reduzieren Sie dann die Hitze, damit die Artischocken garen, bis Sie ein paar Löffel kochendes Wasser und Salz hinzugefügt haben. Nehmen Sie nun den Spätzle-Teig und geben Sie ihn durch einen Kartoffelstampfer. Direkt in kochendem Salzwasser zerstampfen, dabei etwa alle 3 cm mit einem Messer die „Nudelfäden" abschneiden und weiter zerstampfen. Auf diese Weise erhalten Sie die Knödel von Hand oder mit dem entsprechenden Werkzeug. Einige Minuten in reichlich Salzwasser kochen. So bereiten Sie die Lauchsauce zu, indem Sie sie in dünne Scheiben schneiden und in etwas Öl, Pfeffer und einer Prise Salz anbraten. Sobald die Kürbisspätzle abgetropft sind, können sie einige Minuten mit dem Lauch gewürzt und mit etwas Sahne abgeschmeckt werden.

LAUCH-UND KARTOFFELNCREME MIT ZWIEBELN

Zubereitungszeit: 10 Minuten

Kochzeit: 30 Minuten

Portionen: 4 Personen

Schwierigkeit: Sehr einfach

Zutaten

150 g Zwiebel

450 g Lauch

400 g Kartoffeln

250 ml Sojamilch

200 ml frische Sahne

1 Teelöffel Muskatnuss

1 Liter Gemüsebrühe

(erhalten mit einem Gemüsebrühwürfel)

Vorbereitung

Hier sind alle Schritte zur Zubereitung dieser Lauchcreme: Zuerst müssen Sie die Zwiebel waschen und in dünne Scheiben schneiden. Anschließend den Lauch schälen und nur den weißen Teil in Scheiben schneiden. Die beiden Gemüsesorten in reichlich Olivenöl in einem ziemlich großen Topf 15 Minuten anbraten. Dann die Gemüsebrühe und die geschälten und gehackten Kartoffeln hinzufügen. Bei schwacher Hitze mindestens 30 Minuten kochen, bis die Kartoffeln weich sind. Wechseln Sie zu einem Stabmixer und fügen Sie Sahne, Milch und Muskatnuss hinzu. Jetzt warm oder heiß servieren, auch mit Croutons und möglicherweise einem Spritzer rohem Olivenöl extra vergine. Guten Appetit!

KALTE GURKE MINZE CREME

Zubereitungszeit: 30 Minuten

Portionen: 4 Personen

Schwierigkeit: Sehr einfach

Zutaten

1 ½ Gläser davon

natürlicher Sojajoghurt

½ Glas pflanzliche Sauerrahm

mit 1 Esslöffel Zitronensaft

½ Dose frische Minzblätter

2 Frühlingszwiebeln, 2 große Gurken

1 Knoblauchzehe

grobes Salz, weißer Pfeffer

Vorbereitung.

Schneiden Sie zunächst die Gurken der Länge nach in zwei Hälften, entfernen Sie die Kerne und bestreuen Sie sie mit grobem Salz, um überschüssiges Wasser zu entfernen. 20 Minuten lang mit der Seite nach unten auf Papiertüchern liegen lassen. Anschließend in Stücke schneiden und zusammen mit den geschälten und in Scheiben geschnittenen Frühlingszwiebeln und den anderen Zutaten in den Mixer geben. Mit Pfeffer abschmecken, aber kein Salz hinzufügen. Egal wie stark Sie die Gurken nach der Behandlung mit grobem Salz schälen, sie bleiben immer salzig. Mischen Sie die verschiedenen Zutaten, bis Sie eine samtige und homogene Mischung erhalten. Sobald es fertig ist, müssen Sie es nur noch mindestens 3 Stunden im Kühlschrank ruhen lassen. In Schüsseln oder Gläsern servieren, garniert mit einem Minzblatt und, falls gewünscht, ein paar hauchdünnen Gurkenscheiben.

SCHWARZKOHLSUPPE

Zubereitungszeit: 10 Minuten

Kochzeit: 40 Minuten

Portionen: 4 Personen

Schwierigkeit: Sehr einfach

Zutaten

150 g Schwarzkohl

ohne Stängel

1 Karotte

2 große Knoblauchzehen

1 gelbe Zwiebel und 1 Selleriestange

ein paar frische oder getrocknete
Salbeiblätter

400g Cannellini-Bohnen (aus der Dose)

250 g gekochte Kichererbsen aus der Dose

1 Liter Gemüsebrühe

200 g Tomatenpüree

1 Teelöffel Salz

Vorbereitung.

In einer ziemlich großen und tiefen Pfanne die in Würfel geschnittenen Karotten, Zwiebeln, Sellerie und Knoblauch in reichlich nativem Olivenöl extra anbraten. Das Gemüse bei schwacher Hitze anbraten und in der Zwischenzeit die Flüssigkeit aus der Vegetation abgießen, die Hälfte der Cannellini-Bohnen mit Hilfe einer Gabel oder eines Stabmixers zerdrücken. Das so erhaltene Püree mit dem sautierten Gemüse vermischen und das Tomatenpüree und den Salbei hinzufügen. Mischen und einige Minuten kochen lassen.

Eine Kelle Gemüsebrühe aufgießen und bei schwacher Hitze 15 Minuten weitergaren. Nun den Schwarzkohl, die anderen Bohnen und den Salbei dazugeben und bei schwacher Hitze 2530 Minuten kochen lassen, dabei gelegentlich umrühren und nach dem Trocknen eine Kelle Gemüsebrühe hinzufügen. Die abgetropften und bereits gekochten Kichererbsen hinzufügen und gut vermischen, um die Aromen zu vermischen. Mit Salz, nativem Olivenöl extra und schwarzem Pfeffer würzen und die Suppe heiß in einer Schüssel oder einem tiefen Teller servieren. Guten Appetit!

DINKELSUPPE

Zubereitung 15 Minuten

1 Stunde kochen

Für 4 Personen

Zutaten

200 Gramm Dinkel

150 Gramm gekochte Borlottibohnen

200 Gramm geschälte Tomaten

1 Karotte, 1 Zucchini, 1 Zwiebel

150 Gramm Kartoffeln

100 Gramm Kohl

Vorbereitung

In einem ziemlich großen Topf, vorzugsweise aus Steingut oder Gusseisen, alle Kräuter und Gemüse etwa zehn Minuten lang schmoren.

Mit etwas nativem Olivenöl extra beträufeln und mit Salz würzen. Nach Abschluss dieser Vorarbeit die geputzten, geschälten und gewürfelten Kartoffeln sowie die geschälten und zerdrückten Tomaten mit einer Gabel dazugeben und alles bei mittlerer Hitze anbraten. Gelegentlich umrühren, damit die Zutaten nicht am Pfannenboden kleben bleiben, einen Löffel gehackte Petersilie und die abgetropften Borlotti-Bohnen dazugeben und alles mit einem Liter Wasser oder Gemüsebrühe aufgießen. 30 Minuten bei schwacher Hitze kochen lassen. Wechseln Sie nun zum Mixer, um das Gemüse zu einer glatten und samtigen Creme zu zerkleinern. Zu der so erhaltenen Mischung wird der Dinkel hinzugefügt, 12 Stunden lang in kaltem Wasser eingeweicht, sofern in der Packung vorgesehen, und abgespült. Nach dem Kochen noch 20/25 Minuten weiterkochen. Mit Salz, Pfeffer und etwas rohem Öl würzen und die Dinkelsuppe noch dampfend servieren. Guten Appetit!

MISO-SUPPE

Zubereitungszeit: 10 Minuten

Kochzeit: 20 Minuten

Portionen: 4 Personen

Schwierigkeit: Sehr einfach

Zutaten

1 Liter Wasser

4 Teelöffel Misopaste

200 g Naturtofu (optional)

1 Zwiebel, 1 Karotte

1 grünes Blattgemüse

(wie Sellerie oder Mangold)

ein Stück Wakame-Alge

2 Esslöffel natives Olivenöl extra

1 Handvoll getrockneter Shiitake
Pilze (optional)

2 kleine Kartoffeln

Geröstete Sesamkörner

Vorbereitung

Nachdem Sie die (trockenen) Algen abgespült haben, müssen Sie sie einige Minuten einweichen lassen, um sie wiederzubeleben. Bereiten Sie einen Braten mit der fein gehackten Zwiebel vor, die bei schwacher Hitze in Olivenöl gegart wird. Sobald die Zwiebel goldbraun wird, das gesamte Wasser hineingießen und zum Kochen bringen. Fügen Sie die gut ausgepressten und in möglichst dünne Scheiben geschnittenen Algen sowie die in Scheiben geschnittenen Karotten hinzu. Lassen Sie es bei mittlerer Hitze etwa 1520 Minuten lang kochen, danach einige Minuten

Am Ende des Garvorgangs einige in Streifen geschnittene Mangold-, Spinat- oder Sellerieblätter hinzufügen. Fügen Sie nun die Miso-Paste hinzu, die zuvor mit ein paar Löffeln warmem Wasser verdünnt wurde. Achten Sie jedoch darauf, dass die Brühe nicht zum Kochen kommt, da sonst die Nährwerte des Miso verändert werden. Am Ende des Garvorgangs empfehlen wir zur weiteren Bereicherung der Suppe, den zuvor am Ende oder Anfang des Garvorgangs in Würfel geschnittenen Tofu, die getrockneten Shiitake-Pilzstücke und die Kartoffelwürfel oder die gerösteten Sesamkörner hinzuzufügen.

THAI-SUPPE MIT KOKOSNUSSMILCH UND ZITRONENGRAS

Zubereitungszeit: 10 Minuten

Kochzeit: 20 Minuten

Portionen: 4 Personen

Schwierigkeit: Sehr einfach

Zutaten

1 Liter Gemüsebrühe

3 Esslöffel Zitronengras

frisch gehackt oder getrocknet

300 g weicher Tofu gehackt

1/2 Teelöffel getrocknete Chilischote

3 Knoblauchzehen gehackt

1 Stück frischer Ingwer 5 cm

200 g frische Shiitake-Pilze

300 g Chinakohl, der als Ersatz verwendet werden kann

mit etwas Brokkoli oder grüner Paprika

200 g Kirschtomaten

1/2 Dose Kokosmilch

1 Esslöffel brauner Zucker

3 Esslöffel Sojasauce

1 Esslöffel Zitronensaft

Vorbereitung

Sehen wir uns nun die verschiedenen Schritte zur Zubereitung dieser leckeren Suppe an. Um diese thailändische Kokosmilch-Zitronengras-Suppe zuzubereiten, kümmern Sie sich zunächst um die Gemüsebrühe und stellen Sie sicher, dass sie schön kräftig ist.

Das getrocknete Chilipulver, den gehackten
Knoblauch und den geschälten und
gehackten Ingwer hinzufügen und zum
Kochen bringen. Mindestens 5 Minuten
kochen lassen, es muss sehr duftend sein. An
diesem Punkt die dünn geschnittenen Pilze
hinzufügen und 58 Minuten bei schwacher
Hitze köcheln lassen. An diesem Punkt die
Kirschtomaten und den Bok Choi
hinzufügen und weitere 12 Minuten kochen
lassen. Kokosmilch, Zucker, Sojasauce und
Zitronensaft hinzufügen. Nach ein paar
Minuten die Hitze wieder reduzieren und
den Tofu hinzufügen. Wenn es zu salzig oder
süß ist, fügen Sie mehr Zitronensaft hinzu.
auf dem Tisch servieren. Guten Appetit!

VEGETARISCHES CARBONARA

Zubereitungszeit: 10 Minuten

Kochzeit: 15 Minuten

Portionen: 4 Personen

Schwierigkeit: Sehr einfach

Zutaten

für 4 Personen

400 g Spaghetti, 1 Zucchini

200 ml Sojasahne

1/2 Teelöffel Kurkuma

200 g geräucherte Seitanwurst

1 Zucchini

100 g Dosen- oder frische Erbsen

Vorbereitung

Und jetzt ist es an der Zeit, dieses Rezept Schritt für Schritt zu erklären. Stellen Sie zunächst einen Topf mit kaltem Wasser auf in Brand. Die Garzeiten für Nudeln variieren je nach gewähltem Format; Wir empfehlen Ihnen, sich für die klassischen großen Spaghetti (Nr. 5, ca. 14 Minuten Garzeit) zu entscheiden. Während das Wasser kocht, gießen Sie die Sojasahne in einen separaten Topf und fügen Sie eine Prise Kurkuma, Salz und Pfeffer hinzu. Dies bildet die Basis (Ei-Ersatz), mit der Sie die Nudeln nach dem Kochen vermischen. In der Zwischenzeit die Zucchini in dünne Scheiben schneiden und zusammen mit den Erbsen in einer Pfanne mit etwas Öl anbraten. Die gewürfelte Seitanwurst zum Gemüse geben und einige Minuten auf der Hitze stehen lassen, bis die gewünschte Knusprigkeit erreicht ist. Lassen Sie die Nudeln abtropfen, gießen Sie sie in die Pfanne und vermischen Sie sie mit etwas Kochwasser gut. Fügen Sie das Gemüse und die Sojasauce hinzu und dekorieren Sie die Nudeln mit einer Prise schwarzem Pfeffer und ein paar Zucchinischeiben.

KAMUT COUSCOUS
MIT GRÜNE SAUCE

Zubereitungszeit: 10 Minuten

Kochzeit: 15 Minuten

Portionen: 4 Personen

Schwierigkeit: Sehr einfach

Zutaten

200 g Couscous

Hergestellt aus Kamutmehl

2 Esslöffel chinesische Shoyu-Sojasauce

2 Esslöffel Olivenöl

gehackte Petersilie

2 Knoblauchzehen gehackt

2 frische Frühlingszwiebeln

100g gehackter Tofu

2 Esslöffel Gemüsecreme

1 Teelöffel Pflanzenbutter

2 Esslöffel geröstete Sesamkörner

Vorbereitung.

Fetten Sie einen Topf mit 2 EL Olivenöl ein, geben Sie das Couscous hinein und rösten Sie es. Das kochende Wasser hinzufügen und vom Herd nehmen, ca. 2 Minuten rühren, dann nochmals 3 Minuten kochen lassen und schließlich mit einer Gabel in Stücke brechen. Durch Mischen mit einem Teelöffel Sojabutter warm halten. Bereiten Sie separat die grüne Soße zu. Die Frühlingszwiebeln dazugeben und alles zu einer cremigen Masse einkochen, dabei den bereits pürierten und blanchierten Tofu, die Knoblauchzehen, die Reiscreme, das Shoyu und die Petersilie hinzufügen. Mit den zuvor gerösteten weißen Sesamkörnern bestreuen. Sie können Tofu auch grillen, anstatt ihn zu pürieren. Es wird genauso gut sein! Den heißen Couscous mit der grünen Soße würzen und servieren.

GEMÜSE-TISCH

Zubereitungszeit: 10 Minuten

Kochzeit: 20 Minuten

Portionen: 2 Personen

Schwierigkeit: Sehr einfach

Zutaten

(für 2 Personen)

150 g Bulgur

300 g Wasser

2 frische Frühlingszwiebeln

8 Kirschtomaten

1 Gurke

Saft von 1/2 Zitrone

Petersilie, Minze, Salz

Natives Olivenöl extra

Vorbereitung

Nachdem Sie den Bulgur gemäß den Anweisungen gekocht haben, lassen Sie ihn abkühlen und geben Sie ihn in eine große Schüssel, wobei Sie die Körner gut schälen. Das frische Gemüse (Frühlingszwiebeln, Kirschtomaten und Gurken) in Stücke schneiden und zum Bulgur geben. Dann den Zitronensaft und die bereits gehackte Minze und Petersilie dazugeben und alles gut vermischen. Fügen Sie je nach Geschmack Salz und Öl hinzu und rühren Sie noch einmal um, um den Salat gut zu vermischen. Nach der Zubereitung können Sie es im Kühlschrank aufbewahren, damit der Bulgur den Geschmack der verschiedenen Zutaten gut aufnehmen kann. Guten Appetit!

KNUSPRIG GEBACKENE KARTOFFELN

Zubereitungszeit: 10 Minuten

Kochzeit: 20 Minuten

Portionen: 4 Personen

Schwierigkeit: Sehr einfach

Zutaten

1 kg Kartoffeln

1 Stängel Rosmarin

3 Esslöffel Olivenöl

Vorbereitung

Schälen Sie die Kartoffeln nach dem Rezept und schneiden Sie sie in sehr dünne Scheiben. Nehmen Sie dann ein Backblech und legen Sie nun das Antihaftpapier darauf. Die Kartoffeln, 3 EL Öl und Rosmarin zum Würzen in die Pfanne geben. Sie müssen sehr vorsichtig sein und alles gut mit einem Holzlöffel vermischen, um das Öl und den Rosmarin gleichmäßig zu verteilen. Heizen Sie den Backofen auf 200 Grad vor und stellen Sie das Backblech in den Ofen, sobald die Temperatur erreicht ist. Etwa 20 Minuten kochen lassen, bis die goldenen Kartoffeln zu sehen sind. Nehmen Sie sie aus dem Ofen und genießen Sie Ihre ausgezeichneten knusprigen Ofenkartoffeln, solange sie noch heiß sind! Je nach Geschmack können Sie eine Prise Salz hinzufügen. Guten Appetit!

AVOCADO

ORANGEN

SALAT

Zubereitungszeit: 10 Minuten

Kochzeit: 40 Minuten

Portionen: 4 Personen

Schwierigkeit: Sehr einfach

Zutaten

3 reife Avocados

3 mittelgroße Orangen

2 Karotten

2 Esslöffel Zitronensaft

2 Esslöffel natives Olivenöl extra

2 Knoblauchzehen o

ein Teelöffel Knoblauchpulver

2 Esslöffel Samen

gerösteter und gehackter Kreuzkümmel

Vorbereitung

vom Salat. Zerdrücken Sie den Knoblauch und fügen Sie Salz, Öl, Chili und Gewürze hinzu, um eine Soße zu erhalten, die als Würze dient. Heizen Sie den Backofen auf hohe Temperatur vor und geben Sie die geschälten und gereinigten Karotten in eine Pfanne mit etwas kaltem Wasser auf dem Boden. In den Ofen geben und 20 Minuten garen, bis auch die Karotten leicht gebräunt sind. In einer separaten Schüssel 1 Avocado mit einer Gabel zerdrücken, bis eine weiche Creme entsteht, die Sie auf die Karotten geben. Weitere 20 Minuten im Ofen garen und bei Zimmertemperatur ruhen lassen.

Wenn die Kochstufe stimmt, sollten Sie eine gute Soße in der Pfanne haben: Bewahren Sie sie für die Zubereitung der Zutaten beiseite und verwenden Sie sie als Salatdressing. In der Zwischenzeit die anderen 2 Avocados putzen und in dicke, lange Scheiben schneiden. Schälen Sie die Orangen, schneiden Sie die Scheiben in zwei Hälften und geben Sie sie in eine sehr große Schüssel. Geben Sie dort die Karotten, die in Scheiben geschnittene Avocado und die fertige Knoblauchsoße hinzu. Mit Öl, Salz, Pfeffer und einer Prise Chili würzen. Guten Appetit!

GERSTEN-RUTABAGA-SUPPE UND WINTERGEMÜSE

Zubereitungszeit: 10 Minuten

Kochzeit: 50 Minuten

Portionen: 4 Personen

Schwierigkeit: Sehr einfach

Zutaten

3 l Gemüsebrühe

½ Tasse Graupen

2 Karotten, 2 Pastinaken

2 Kartoffeln, 1 Steckrübe

1 Bund Brokkoliröschen

1 Teelöffel gehackter frischer Thymian

1 Teelöffel gehackter frischer Oregano

1 Handvoll gehackte frische Petersilie

Vorbereitung.

Die Brühe in einem großen Topf bei starker Hitze zum Kochen bringen, die Gerste, die bereits einige Male in kaltem Wasser abgespült und 68 Stunden lang eingeweicht wurde (falls auf der Packung angegeben), hinzufügen und nach einigen Minuten die Hitze leicht reduzieren. Abdecken und 1520 Minuten kochen lassen, bis die Gerste weich ist. An diesem Punkt noch einmal aufkochen lassen und das gesamte andere gewaschene, geschälte und gewürfelte Gemüse hinzufügen, beginnend mit den Karotten und Pastinaken, nach 10 Minuten die Kartoffeln und Steckrüben hinzufügen und nach weiteren 10 Minuten den Brokkoli. Unter gelegentlichem Rühren weitere 15 Minuten kochen lassen und zum Schluss die gehackten Kräuter auf die fertigen Gerichte geben. Guten Appetit!

PASTA MIT BROKKOLI

Zubereitung 15 Minuten

10 Minuten kochen

Für 2 Personen

Zutaten

3 1/2 Unzen Brokkoli

2 Unzen kurze Nudeln

Vorbereitung

Es ist sehr einfach und der teuerste Teil ist das genaue Reinigen des Brokkolis: Sie müssen nur die Röschen auswählen und nachdem Sie sie gut gewaschen haben, müssen Sie Geduld haben und nur die kleinsten Blüten auswählen. Etwa die Hälfte der ursprünglichen 3 Unzen bleibt übrig. Für den Rest benötigen Sie außerdem etwas in einer Pfanne angebratenen Knoblauch und Pfeffer, den Sie zunächst zubereiten können. Noch bevor Sie die Nudeln mit

Brokkoli kochen und beiseite stellen, benötigen Sie ihn, um die Nudeln am Ende anzubraten. Beim Kochen der Nudeln hängt die Zeit von der gewählten Nudelsorte ab. Wir empfehlen auf jeden Fall, sowohl die Nudeln als auch den Brokkoli im selben Topf zu kochen. Ein Tipp: Der Brokkoli muss etwa zehn Minuten kochen. Wenn Sie bemerken, dass die von Ihnen gewählten Nudeln schneller garen, müssen Sie sie vor dem Gemüse kochen, da Sie natürlich alles zusammen abtropfen lassen müssen. Nach dem Garen die Nudeln und den Brokkoli mit dem sautierten Gemüse in die Pfanne geben. Einige Minuten blanchieren und etwas Öl dazugeben, damit es nicht festklebt. Guten Appetit!

BROKKOLI-FLAN

Zubereitungszeit: 10 Minuten

Kochzeit: 25 Minuten

Portionen: 4 Personen

Schwierigkeit: Sehr einfach

Zutaten

500 g Brokkoli

400 g Kartoffeln

1 Knoblauchzehe

100 ml Sojamilch

Semmelbrösel nach Geschmack

Vorbereitung

Die Kartoffeln kochen, schälen und mit einem Kartoffelstampfer zerstampfen. Den Brokkoli separat kochen, abtropfen lassen und auf einem Teller mit einer Gabel zerdrücken. Fügen Sie sie zu den Kartoffeln und dem gehackten Knoblauch, der Sojamilch und dem Pfeffer hinzu. Mit Salz würzen und verrühren, bis eine homogene Masse entsteht. Ein Backblech oder eine Kuchenform mit Butter bestreichen und mit einer dünnen Schicht Semmelbröseln bestreuen. Gießen Sie die Mischung hinein und backen Sie sie im heißen Ofen bei 180° etwa 25 Minuten lang. Am Tisch servieren, guten Appetit!

PASTA MIT AUBERGINE

Zubereitung 40 Minuten

15 Minuten kochen

Für 2 Personen

Zutaten

2 große Auberginen

400 Gramm Tomatenpüree

1 Schalotte (oder 1/2 Zwiebel)

200 Gramm Bio

Hartweizennudeln

Ein paar Basilikumblätter

Salz und Pfeffer nach Geschmack.

Vorbereitung

Zuerst müssen Sie die Auberginen reinigen, um den bitteren Geschmack des Gemüses zu beseitigen und das Aroma beim Kochen zu verstärken. Es handelt sich um eine Operation, die etwas Geduld erfordert, die sich jedoch lohnt, um ein ansehnliches Endergebnis zu erzielen. Nach dem Waschen die Auberginen in große, dicke Scheiben schneiden und in einer Schüssel, einem Teller oder einer Pfanne anrichten und mit einer großzügigen Handvoll Salz bestreuen. Mit einer Gabel zerdrücken und 30 Minuten ruhen lassen, damit die Flüssigkeit fast vollständig verloren geht. Nach dieser Zeit mit einem sauberen Tuch oder saugfähigem Papier abtupfen und das überschüssige Salz entfernen.

Jetzt sind Ihre Auberginen bereit, in Würfel geschnitten zu werden und sie mit zwei Esslöffeln nativem Olivenöl extra zu den fein gehackten Zwiebeln in einer großen Pfanne zu geben. Zuerst die Zwiebel bei starker Hitze anbraten und sofort die Auberginen für ca. 5 Minuten dazugeben. Um das Garen zu beschleunigen und nichts anzubrennen, fügen Sie ein halbes Glas Wasser hinzu. Nach 5 Minuten Tomatenpüree und Basilikum hinzufügen. 15 Minuten bei mäßiger Flamme kochen. Kochen Sie in der Zwischenzeit Ihre Bio-Nudeln. Sobald sie fertig und abgetropft sind, geben Sie sie in die Kochsoße und lassen Sie sie eindicken. Guten Appetit!

PASTA MIT BLUMEN
VON ZUCCHINI

Zubereitungszeit: 10 Minuten

Kochzeit: 20 Minuten

Portionen: 4 Personen

Schwierigkeit: Sehr einfach

Zutaten

300 g kurze Nudeln

13 Zucchiniblüten

300 g Zucchini

10 Basilikumblätter

1/4 frischer Pfeffer

Vorbereitung

Die Zucchini gut waschen und in Würfel schneiden. Waschen Sie die Blüten separat, entfernen Sie den Stempel und schneiden Sie sie in dünne Scheiben. In der Zwischenzeit einen Schuss Öl mit einer Prise Chilischote in einer beschichteten Pfanne erhitzen, die Zucchini dazugeben und bei mittlerer Hitze etwa 5 Minuten anbraten. Die Blüten dazugeben und mit Salz und Pfeffer würzen, alles mit den ganzen Basilikumblättern würzen. Sobald die Nudeln fertig sind, abtropfen lassen und einige Sekunden in der Pfanne anbraten. Guten Appetit!

VEGETARISCHE CANNELLONI

Zubereitung 20 Minuten

40 Minuten kochen

Für 4 Personen

Zutaten

500 g Cannelloni ohne Eier

1 kg Kartoffeln

500 g frischer Spinat

1,5 kg Tomatenpüree

1 Frühlingszwiebel

1 Bund Petersilie

1 Knoblauchzehe

Pfeffer, Salz, Ingwer

50 g gehackte Mandeln

Vorbereitung

Kochen Sie die Kartoffeln in der Schale in Salzwasser und lassen Sie sie nach dem Kochen 20 Minuten lang kochen. Nach dem Garen und Abkühlen können die Kartoffeln geschält und mit einem Kartoffelstampfer oder einer Gabel zerdrückt werden. In der Zwischenzeit können Sie die Soße zubereiten, indem Sie 3 Esslöffel natives Olivenöl extra in einen Topf mit der gesamten gereinigten Frühlingszwiebel und dem Tomatenpüree geben. Bei schwacher Hitze kochen und je nach Geschmack Salz und Pfeffer hinzufügen. Kommen wir nun zur Füllung. mit Spinat, einmal geschält und in einer Pfanne mit etwas Öl angebraten, müssen sie geschnitten und gehackt werden. Allerdings sollte Spinat mit Kartoffelpüree vermischt werden,

Vorsichtig abschmecken und mit Salz und Pfeffer würzen. Anschließend können Sie geriebenen Ingwer und Mandeln hinzufügen: Sie verleihen dem Ganzen eine besondere Note! Die Cannelloni mit der Kartoffel-Spinat-Füllung füllen und die Pfanne vorbereiten. 2 Schöpflöffel Soße auf den Boden gießen und mit den Cannelloni bedecken. Mit einer Schicht Soße bedecken. Für den letzten Schliff mit gehackten Mandeln bestreuen und 40 Minuten bei 180° backen. Wie schön, oder? Guten Appetit!

VEGETARISCHE PAELLA

Zubereitungszeit: 10 Minuten

Kochzeit: 30 Minuten

Portionen: 4 Personen

Schwierigkeit: Sehr einfach

Zutaten

für 4 Personen:

250 Gramm Reis;

2 geschnittene Tomaten;

125 Gramm Erbsen;

eine Chili und eine

gelb in Stücke schneiden;

125 Gramm Brokkoli;

1/2 Liter Gemüsebrühe

125 Gramm gehackte grüne Bohnen;

4 Esslöffel natives Olivenöl extra;

eine geschnittene Zwiebel;

2 zerdrückte Knoblauchzehen;

Salz, Petersilie und Zitrone;

eine Prise Safran.

Vorbereitung

Zuerst müssen Sie die Zwiebel und den Knoblauch in einer großen beschichteten Pfanne anbraten, dann das bereits zuvor gewaschene und in kleine Stücke geschnittene Gemüse hinzufügen. Lassen Sie es etwa 5 Minuten kochen. Dann den Reis zusammen mit einer Prise Salz und Safran hinzufügen.

Alles vermischen, die Gemüsebrühe dazugeben und bei starker Hitze ca. 18/20 Minuten weiterkochen, bis der Reis gar ist. Achtung: Der Reis darf auf keinen Fall gekocht werden. Überprüfen Sie die Garzeiten sorgfältig, denn Paella mit verkochtem Reis ist der klassische Fehler, den wir bei diesem Rezept machen, das immer ein wenig Fachwissen erfordert. Sie können die Paella ganz nach Ihrem persönlichen Geschmack mit etwas frischer Petersilie und einem Spritzer Zitrone servieren. Guten Appetit!

REZEPTE
ZWEITEN GÄNGE

GEBACKENE ARTISCHOCKEN

Zubereitungszeit: 10 Minuten

Kochzeit: 40 Minuten

Portionen: 4 Personen

Schwierigkeit: Sehr einfach

Zutaten

für 4 Personen:

4 Artischocken

150 g Semmelbrösel

2 Esslöffel Kapern

2 Knoblauchzehen

1 Bund Petersilie

1 Glas trockener Weißwein

1/2 Zitrone

2 Esslöffel natives Olivenöl extra

Salz und Pfeffer

Vorbereitung

Die Kapern mit dem Mixer gut waschen, den Knoblauch ohne Schale und die Petersilie gründlich zerkleinern, die Semmelbrösel hinzufügen und mit Öl, Salz und Pfeffer würzen. Nun die Artischocken putzen: Den Stiel abschneiden und die harten Außenblätter entfernen. Schneiden Sie diagonal um die Mitte herum, um die oberen Blätter mit Stacheln zu entfernen. Geben Sie die Artischocken bei der Zubereitung in eine Schüssel mit kaltem, mit Zitronensaft angesäuertem Wasser. Hier sind unsere gebackenen Artischocken servierfertig! Drücken Sie die Artischocken auf eine Füllung, sodass sie sich gut öffnen, und füllen Sie sie mit der Mischung.

Entfernen Sie bei Bedarf die inneren Bärte (auch Heu oder Stroh genannt) mit einem Messer, indem Sie an der Basis des Stiels schneiden. 15 Minuten in Salzwasser kochen, bis es weich ist. Füllen Sie sie gut mit der Semmelbrösel-Knoblauch-Mischung. Ordnen Sie sie nebeneinander in einer mit Öl gefetteten Auflaufform an, damit sie beim Kochen an Volumen verlieren. Bei Bedarf noch mehr Salz hinzufügen und mit Öl beträufeln. Den Weißwein über die Artischocken gießen. 40 Minuten bei 150° backen. Wenn Sie bemerken, dass sie austrocknen, geben Sie nach der Hälfte der Garzeit ein Glas Wasser hinzu. Guten Appetit!

KLETTENKROKETTEN

Zubereitungszeit: 10 Minuten

Kochzeit: 40 Minuten

Portionen: 4 Personen

Schwierigkeit: Sehr einfach

Zutaten:

4 Handvoll Klettenwurzeln

1 Zwiebel

1 Handvoll gehackte Petersilie

1 Ei

1 Handvoll Semmelbrösel

1 Handvoll Cornflakes

100 g Sojabutter

Olivenöl

Salz und Pfeffer

Vorbereitung:

Die Klettenwurzeln sorgfältig putzen, schälen und in Scheiben schneiden. Legen Sie die Wurzeln in einen sehr großen Topf und bedecken Sie sie mit kaltem Wasser (2 Liter), das Sie zum Kochen bringen. An diesem Punkt Salz hinzufügen, die Hitze reduzieren und weitere 25 Minuten kochen lassen, bis die Wurzeln weich und gut gegart sind. Lassen Sie die Klettenwurzeln abtropfen, geben Sie sie durch eine Lebensmittelmühle und würzen Sie sie mit Salz und Pfeffer. In der Zwischenzeit die Butter und die fein gehackten Zwiebeln in einer Pfanne goldbraun anbraten. Den Herd ausschalten, abkühlen lassen und dann die Soße zum Klettenpüree geben. Mischen Sie weiter und geben Sie die Semmelbrösel, das geschlagene Ei und die Petersilie hinzu. Wenn die Mischung homogen und gut vermischt ist, mittelgroße Fleischbällchen (5 cm) formen, in die Cornflakes geben und in kochendem Öl anbraten. Ein wahrer Genuss!

BROKKOLI-HIRSE-KROKETTEN

Zubereitungszeit: 10 Minuten

Kochzeit: 40 Minuten

Schwierigkeit: Sehr einfach

Zutaten

für 15 Kroketten:

1/2 Tasse geschälte Hirse

1 kleiner Brokkoli

3 Esslöffel veganer Parmesan

Chili

für die Panade:

1 Tasse Semmelbrösel

2 Esslöffel veganer Parmesan

1 Esslöffel zerstoßene Kürbiskerne

Salz, Chilipfeffer nach Geschmack

Vorbereitung.

Nachdem Sie die Hirse ausreichend gewaschen und gekocht haben, kochen Sie die Brokkoliröschen einige Augenblicke in Salzwasser. Lassen Sie sie abtropfen und legen Sie sie unter kaltes Wasser, um das Kochen zu stoppen. Geben Sie dann das Gemüse und die Hirse in eine Schüssel und vermischen Sie alles mit den Händen, bis eine ziemlich weiche und homogene Masse entsteht, zu der Sie nach und nach den veganen Parmesan, Salz, Pfeffer, Chilischote und etwas Wasser hinzufügen, um die Mischung aufzulösen Machen Sie es bearbeitbarer und weicher. Nehmen Sie eine kleine Portion des Teigs und formen Sie ihn mit den Händen zu mittelgroßen Fleischbällchen. Achten Sie darauf, dass diese auf jeder Seite gut verdichtet werden.

Bereiten Sie die Panade in einer separaten Pfanne vor, in der Sie die Kroketten einzeln rollen, bevor Sie sie auf eine mit Papier ausgelegte Pfanne legen. Mit Hilfe einer Bürste oder einer Küchenbrause leicht einölen und bei 180° etwa 25–30 Minuten garen. Wenn Sie noch etwas Brokkoli übrig haben, können Sie Ihre Kroketten auf einer Basis aus veganer Brokkolicreme servieren, die mit Salzkartoffeln, einer halben Zwiebel, Gemüsebrühe, Salz und Pfeffer zubereitet wird. Unsere Brokkoli-Hirse-Kroketten sind ein wahrer Gaumenschmaus, einfach zuzubereiten, bekömmlich und für jeden Anlass geeignet.

VEGETARISCHE EMPANADAS

Zubereitungszeit: 10 Minuten

Kochzeit: 40 Minuten

Portionen: 4 Personen

Schwierigkeit: Sehr einfach

Zutaten

1 Rolle Blätterteig

1 Packung Weizenmuskelflocken

3 kleine grüne Paprika

100 g entkernte grüne Oliven

1 Esslöffel Pinienkerne

1 Esslöffel Rosinen

1 Zwiebel, 1 Knoblauchzehe

2 Teelöffel Kreuzkümmelmischung,

Paprika- und Chilipulver

Natives Olivenöl extra

Vorbereitung.

Für die Füllung die dünn geschnittene Zwiebel zusammen mit dem Knoblauch und den Paprikastreifen in einer Pfanne anbraten und bei schwacher Hitze etwa zehn Minuten köcheln lassen. Geben Sie die Maiskolbenflocken und eine halbe Tasse Wasser hinzu und kochen Sie weiter, bis das Wasser vollständig aufgesogen ist. Dann die gehackten Oliven, Pinienkerne und Rosinen hinzufügen, 15 Minuten in einem Glas warmem Wasser einweichen und abtropfen lassen. Zum Schluss noch die Gewürze dazugeben (Menge nach persönlichem Geschmack abmessen). Für die Empanadas den Blätterteig ausrollen und mit einem umgedrehten Glas Kreise ausstechen. Geben Sie jeweils einen Löffel Füllung in die Mitte und verschließen Sie sie fest, indem Sie die Ränder, über die Sie das Wasser gegossen haben, andrücken und eintauchen. Die halbmondförmigen Päckchen werden bei 180° etwa 20 Minuten lang gebacken.

CHILI VEGETARISCHES

Zubereitungszeit: 10 Minuten

Kochzeit: 20 Minuten

Portionen: 6 Personen

Schwierigkeit: Sehr einfach

Zutaten

400 Gramm Sojaflocken

eine Zwiebel; eine halbe rote Paprika;

eine halbe gelbe Paprika;

800 Gramm Tomatenmark;

250 Gramm rote Bohnen

gemahlener Zimt, Paprika und Kreuzkümmel;

eine kleine rote Paprika;

Salz und schwarzer Pfeffer nach Geschmack;

Natives Olivenöl extra.

Vorbereitung

Als Erstes rehydrieren Sie die Sojaflocken, indem Sie sie in einen Topf gießen und mit Wasser bedecken. Kochen, bis das Wasser aufgesogen ist, dann abkühlen lassen und dann das überschüssige Wasser entfernen. In der Zwischenzeit können Sie das sautierte Gemüse vorbereiten: Die Zwiebel waschen und in dünne Scheiben schneiden, die Paprika und die Chilischote waschen und würfeln, nachdem Sie die Kerne entfernt haben. Dann das Öl in eine Pfanne geben und zuerst die Zwiebel, dann das Gemüse und auch die Sojabohnen hinzufügen und einige Minuten anbraten. Das Tomatenmark hinzufügen, mit den Gewürzen (eine Prise Zimt, Kreuzkümmel, Paprika, Salz und Pfeffer) würzen und etwa eine halbe Stunde kochen lassen, bei Bedarf etwas Wasser oder Gemüsebrühe hinzufügen. An dieser Stelle können Sie zum Abschluss des Garvorgangs auch die schwarzen Bohnen hinzufügen.

KÖSTLICHES GEMÜSE HAMBURGER

Zubereitung 20 Minuten

2 Minuten kochen

Für 3 Personen

Zutaten

3 mittelgroße gedünstete rote Kartoffeln

1/4 eines kleinen gedünsteten Kohls

250 Gramm gekochte Kichererbsen

eine Handvoll Schnittlauch

ein Löffel Salz

ein Zweig Petersilie

Vorbereitung

Nachdem Sie die Kartoffeln, Kichererbsen und den Kohl gekocht und gedünstet haben, geben Sie sie durch eine Lebensmittelmühle und geben Sie sie in eine große Schüssel. Mit Salz würzen und Petersilie und gehackten Schnittlauch hinzufügen. Alles gut vermischen, bis eine glatte und geschmeidige Masse entsteht. Einige Minuten abkühlen lassen und mit der Zubereitung der Burger fortfahren, die etwa anderthalb Zentimeter dick sein sollten. Erhitzen Sie ein paar Esslöffel Öl in einer beschichteten Pfanne und legen Sie die Veggie-Burger darin für 12 Minuten ein, gerade so lange, dass sie auf beiden Seiten schön braun werden. Servieren Sie Ihre hausgemachten Veggie-Burger mit einem zarten Bio-Salat und Kirschtomatensalat.

VEGETARISCHE TACOS MIT SCHWARZEN BOHNEN

Zubereitungszeit: 10 Minuten

Kochzeit: 20 Minuten

Portionen: 4 Personen

Schwierigkeit: Sehr einfach

Zutaten

1 Dose schwarze Bohnen

1 Zwiebel

6 Pilze

1 Knoblauchzehe

½ Pfeffer

½ Esslöffel Kreuzkümmel

¼ Teelöffel rosa Pfeffer

4 Taco-Schoten

Vorbereitung.

Bereiten Sie die Zutaten vor, indem Sie Zwiebeln, Knoblauch, Pilze und Paprika in Scheiben schneiden und die Bohnen abtropfen lassen. Nachdem Sie das Öl erhitzt haben, gießen Sie alles in die Pfanne und achten Sie darauf, die Pilze kurz nach den anderen Zutaten hinzuzufügen. Unter gelegentlichem Rühren etwa 5 Minuten kochen lassen. Geben Sie dann nach und nach die schwarzen Bohnen hinzu, damit sie nicht kleben bleiben, und kochen Sie weiter, bis sie sehr weich sind. Beginnen Sie in der Zwischenzeit damit, die Taco-Schote in einer flachen Pfanne oder auf einem Grill zu erhitzen. Sobald die Soße fertig ist, müssen Sie nur noch ein paar Salat- oder Rucolablätter in die Schoten füllen.

VEGETARISCHE QUESADILLAS

Zubereitung 20 Minuten

10 Minuten kochen

Für 4 Personen

Zutaten

8 Tortillas aus Mais- oder Weizenmehl

400 Gramm schwarze Bohnen (aus der Dose)

100 Gramm veganer Käse a

harte Nudeln wie Edamer oder Gouda

1 rote Paprika

1 rote Zwiebel

1 Esslöffel Paprika

1 Esslöffel Kreuzkümmelsamen

1 Esslöffel Koriander

Vorbereitung

Waschen Sie die Paprika, schneiden Sie sie in große Streifen, fetten Sie sie ein und garen Sie sie auf der Grillplatte oder im Ofen. Legen Sie sie dann für 10 Minuten in eine Plastiktüte, damit Sie die Haut entfernen können, wenn Sie sie nicht möchten. In einer Schüssel die bereits gekochten schwarzen Bohnen zerdrücken, bis ein Püree entsteht, vorzugsweise leicht feucht, und die gegrillten Paprikaschoten und den geriebenen veganen Käse hinzufügen. Alles gut vermischen. Die gehackten Zwiebeln, Paprika und Kreuzkümmel sowie die im Mörser zerstoßenen Koriandersamen hinzufügen. Je nach Geschmack mit Salz und Pfeffer würzen. Zum Schluss die Tortillas in einer beschichteten Pfanne mit Deckel erhitzen. Bringen Sie eine Schüssel mit der Füllung und einen abgedeckten Korb mit Tortillas zum Tisch, damit jeder seine eigenen Quesadillas füllen kann. Einfach richtig?

FALAFEL, VEGETARISCHE FLEISCHBÄLLCHEN

Zubereitungszeit: 20 Minuten

Kochzeit: 20 Minuten

Portionen: 4,6 Personen

Schwierigkeit: Sehr einfach

Zutaten

500g Kichererbsen aus der Dose

3 oder 4 Knoblauchzehen

2 mittelgroße Zwiebeln

50 g frische Petersilie

1 Teelöffel Kreuzkümmelpulver

½ Teelöffel Backpulver

Natriumpulver

Vorbereitung.

Reiben Sie es gut zwischen Ihren Händen, um die transparente Folie, in die es eingewickelt ist, zu entfernen. Sobald es gut abgetropft ist, müssen Sie es mit der Zwiebel, dem Knoblauch und der Petersilie im Mixer vermischen, bis eine weiche Mischung entsteht, zu der Sie dann Kreuzkümmel, Natron und Salz hinzufügen. Es ist sehr wichtig, wie Sie den Teig mischen, damit er beim Frittieren in heißem Öl nicht platzt. Sie können einen Mixer oder Fleischwolf verwenden. Alles, was Sie brauchen, ist eine Minute im Mehrstufenmixer, um mit kleinen Stücken die richtige Konsistenz zu erhalten. Denken Sie daran, dass wir kein Kartoffelpüree machen, es sollte nicht zu glatt sein. Sobald alles gut vermischt ist, gießen Sie die Mischung in eine Schüssel, die für die nötige Konsistenz sorgt.

Fügen Sie nun die Gewürze hinzu: Korianderpulver, Kreuzkümmel, Chilischote, Salz und Backpulver. Wenn Sie frischen Koriander verwenden, empfehle ich Ihnen, ihn vor dem Zerkleinern gut zu trocknen, damit die Falafel beim Kontakt mit dem kochenden Öl nicht zerbrechen. Anschließend müssen Sie alles mindestens einen halben Tag im Kühlschrank ruhen lassen. Dann können Sie die Pfanne mit dem Öl vorbereiten, um mit dem Braten fortzufahren, und aus der resultierenden Mischung Fleischbällchen mit einem Durchmesser von 35 cm formen. Braten Sie die Fleischbällchen nach dem Erhitzen des Öls und trocknen Sie sie, sobald sie goldbraun sind, gut mit saugfähigem Papier ab. Sie können sie mit einer Beilage frischem Gemüse servieren.

VEGETARISCHES OMELETT OHNE EIER

Zubereitungszeit: 10 Minuten

Kochzeit: 10 Minuten

Portionen: 4 Personen

Schwierigkeit: Sehr einfach

Zutaten

für 6 Personen.

3 Esslöffel Kichererbsenmehl

1 Esslöffel Maisstärke

1 Schalotte, Salz

Natives Olivenöl extra

1 Glas Reismilch

Thymian oder Majoran

Vorbereitung.

Für den Teig das Kichererbsenmehl mit der gesiebten Maisstärke und der Reismilch vermischen (falls er zu flüssig ist, etwas Mehl hinzufügen, falls er zu klumpig ist, etwas Milch hinzufügen); Mit Salz abschmecken und vermischen, damit sich keine Klumpen bilden, dann etwa eine halbe Stunde ruhen lassen. Dann die Schalotte in Scheiben schneiden und in einer Pfanne mit etwas Öl anbraten; Sobald die Schalotte anfängt zu bräunen, die aromatischen Kräuter (Thymian oder Majoran) dazugeben und noch eine Minute ruhen lassen, dann den bereits vorbereiteten Teig hineingießen. Et voilà, das eifreie vegane Omelette ist serviert!

HOLUNDERPFANNKUCHEN

Zubereitungszeit: 10 Minuten

Kochzeit: 10 Minuten

Portionen: 12 Pfannkuchen

Schwierigkeit: Sehr einfach

Zutaten

Wieder 4 Tassen Blütenstand Holunderblüten geöffnet

4 Esslöffel 00-Mehl

1 ganzes Ei

3,5 dl Wasser

Olivenöl

Salz

Vorbereitung

Für den Teig Mehl, Ei und Wasser in einer Schüssel vermischen. Tauchen Sie jeden Holunderblütenstand ein, halten Sie ihn am Stiel fest, lassen Sie den überschüssigen Teig abtropfen und braten Sie ihn in reichlich kochendem Öl goldbraun an. Sobald Sie fertig sind, trocknen Sie Ihre Holunderküchlein auf einem Blatt saugfähigem Papier, schneiden Sie den Stiel ab und würzen Sie sie mit Salz, je nachdem, ob Sie sie als Hauptgericht, Vorspeise oder Dessert verwenden möchten. Wenn Sie auch die Zweige zusammen mit den Blütenständen frittieren möchten, kochen Sie sie in kochendem Wasser, erneuern Sie das Wasser zweimal und geben Sie sie im gleichen Teig zu den Blüten.

KICHERERBSEN-RUCOLASALAT MIT ZITRONENVINAIGRETTE

Zubereitungszeit: 10 Minuten

Kochzeit: 10 Minuten

Portionen: 4 Personen

Schwierigkeit: Sehr einfach

Zutaten

1/3 Tasse natives Olivenöl extra

3 Esslöffel Zitronensaft

1 Esslöffel gehackter frischer Dill

1 Knoblauchzehe fein gehackt

rohes Meersalz,

und frisch gemahlener schwarzer Pfeffer

3 Bund Rucola, geputzt und gehackt

1 Dose Kichererbsen, abgespült und abgetropft

1 gelbe Paprika in dünne Scheiben schneiden

Vorbereitung

Es war noch nie so einfach, da die Zutaten praktisch alle roh verwendet werden. Das Einzige, was Sie separat zubereiten müssen, ist die Zitronenvinaigrette, die Sie erhalten, indem Sie Öl, Zitronensaft, Dill, Knoblauch, Salz und Pfeffer in einer separaten Schüssel kräftig vermischen. Nun den Pfeffer, die Kichererbsen (weiße Bohnen gehen auch) und den Rucola zur Soße geben und vermischen, um alles zu würzen. Anrichten, ganz einfach und schnell, ideal für sehr heiße Sommertage, aber auch dann eine gute Idee, wenn man das ganze Jahr über wenig Zeit zum Kochen hat. Was denken Sie?

DINKELSALAT MIT TOMATEN UND ERBSEN

Zubereitungszeit: 10 Minuten

Kochzeit: 40 Minuten

Portionen: 4 Personen

Schwierigkeit: Sehr einfach

Zutaten

300 g Perldinkel

250g Erbsen (gedämpft)

20 g Schnittlauch

200 g Kirschtomaten

Vorbereitung.

Nachdem Sie reichlich Wasser aufgekocht haben, kochen Sie den Dinkel unter häufigem Rühren mindestens 40 Minuten lang, damit er festklebt, lassen Sie ihn nach etwa 15 Minuten Garzeit al dente abtropfen und lassen Sie ihn dann auf Zimmertemperatur abkühlen. Gleichzeitig ist es notwendig, das Dinkel-Dressing in eine große Schüssel zu geben: Geben Sie die gewaschenen und geschnittenen Kirschtomaten, in Scheiben oder Würfel geschnitten, den gehackten Schnittlauch und die zuvor gekochten Erbsen hinein und geben Sie auch einen Schuss mehr hinzu natives Olivenöl. Sobald auch der Dinkel fertig und abgekühlt ist, kann er der Soße hinzugefügt werden; Dann gut vermischen und dieses Gericht kalt servieren. Ideal im Sommer, wenn es sehr heiß ist, eignet sich dieses Dinkelsalat-Rezept mit Kirschtomaten und Erbsen perfekt als vegetarisches Gericht.

GRÜNER BOHNENSALAT MIT QUINOA UND GERÖSTETE KAROTTEN

Zubereitungszeit: 10 Minuten

Kochzeit: 30 Minuten

Portionen: 4 Personen

Schwierigkeit: Sehr einfach

Zutaten

450 g grüne Bohnen

2 Tassen Quinoa

1/2 Tasse Rosinen

1/2 Tasse Walnüsse

8 Karotten

2 Zwiebeln

2 Esslöffel natives Olivenöl extra

1/2 Tasse Granatapfelkerne

Vorbereitung.

Und nun weiter mit dem Schritt-für-Schritt-Rezept für diesen Salat. Den Ofen auf 200° vorheizen und die grünen Bohnen waschen, putzen und die Enden abschneiden. 1 Minute in kochendem Salzwasser kochen und dann mit einem Schaumlöffel herausnehmen: Den gewaschenen Quinoa in dasselbe Wasser geben. Bei starker Hitze etwa 15 Minuten kochen lassen oder bis kleine „Schwänze" in den Körnern sichtbar werden. In der Zwischenzeit die Karotten waschen und mit einer Mandoline schälen. Anschließend in nicht zu dünne Scheiben schneiden und in eine Schüssel geben.

Die Karotten mit 2 EL Öl würzen und gut vermischen. Auf dem mit Backpapier belegten Backblech verteilen und 78 Minuten backen, bis sich die Ränder wellen. Zum Schluss die Quinoa abtropfen lassen, in eine große Salatschüssel geben und die verschiedenen Zutaten hinzufügen: die grünen Bohnen, die Karotten, die Rosinen (5 Minuten in einer Tasse heißem Wasser einweichen), die Walnüsse, vorzugsweise 5 Minuten geröstet Minuten in einer Pfanne ohne Zugabe von Öl anbraten – und die in Scheiben geschnittenen Zwiebeln hinzufügen, zum Schluss die Granatapfelkerne hinzufügen.

ROHER CHAMPIGNON PILZE-SPINAT SALAT

Zubereitungszeit: 10 Minuten

Kochzeit: 0 Minuten

Portionen: 4 Personen

Schwierigkeit: Sehr einfach

Zutaten

250 g Champignons

200g Babyspinat (bitte weiche Salatsorten verwenden)

50 mg Naturjoghurt

1 Esslöffel starker oder milder Senf

2 Esslöffel natives Olivenöl extra

Vorbereitung.

Um das Aroma und den zarten Geschmack der Pilze nicht zu verlieren, empfiehlt es sich, sie durch leichtes Reiben mit einem Tuch zu reinigen. Nach dem Reinigen die Pilze in dünne Scheiben schneiden, dabei darauf achten, dass sie nicht zerbrechen, und dann den Spinat waschen. Um den Salat zu würzen, können Sie eine Sauce auf Basis von Pflanzenjoghurt und Senf zubereiten, was ebenfalls ganz einfach ist: Senf und Öl in ein Glas geben und je nach Geschmack mit Salz und Pfeffer würzen; Gut vermischen, damit die Soße homogen wird. Zum Servieren können Sie den Salat in einzelnen Schüsseln mit der Soße als Beilage und ein paar Zitronenspalten anrichten und die Gäste ihn erst anschließend mit der Soße nach Belieben würzen lassen.

LINSEN-REIS-SALAT UND MIT KARAMELLISIERT ZWIEBELN

Zubereitungszeit: 10 Minuten

Kochzeit: 50 Minuten

Portionen: 4 Personen

Schwierigkeit: Sehr einfach

Zutaten

275 g Reis

500 g Linsen

100 g Rosinen

4 weiße Zwiebeln, fein geschnitten

100 g Pinienkerne

1 Teelöffel gemahlener Kreuzkümmel

1/2 Teelöffel Koriander (optional)

1/4 Teelöffel Kurkuma

1 Prise schwarzer Pfeffer

1/4 Teelöffel Paprika (optional)

Vorbereitung.

Die Linsen in einen großen Topf geben und nach dem Waschen und Einweichen (falls nötig) mit kaltem Wasser auffüllen, bis sie bedeckt sind. 15 Minuten kochen lassen und den Reis und 1 Esslöffel Olivenöl hinzufügen. Möglicherweise müssen Sie mehr Wasser hinzufügen. Dann weitere 20/25 Minuten weiterkochen und dabei auch die Gewürze außer Koriander hinzufügen, bis der Reis und die Linsen „al dente" sind, da sie nicht weich sein dürfen. Anschließend gut abtropfen lassen und alles in eine große Schüssel geben. In der Zwischenzeit in einer kleineren Pfanne einen Schuss Pflanzenöl (kein Olivenöl) erhitzen.

Bei sehr schwacher Hitze die gehackten Zwiebeln in dünne Scheiben karamellisieren lassen (ca. 20 Minuten), bis sie dunkelbraun werden (aufpassen, dass sie nicht anbrennen). Anschließend die bereits eingeweichten Pinienkerne und Rosinen dazugeben warmes Wasser, um sie wiederzubeleben, und 5 Minuten lang mischen. Das Feuer löschen. Überschüssiges Öl entfernen. Jetzt ist alles bereit, um das Gericht zuzubereiten: Reis und Linsen mit der Hälfte der Zwiebeln und den Pinienkernen vermischen, dann alles mit den restlichen Zwiebeln bestreuen und mit Koriander garnieren. Guten Appetit!

CAVAGE- UND KICHERERBSENROLLEN

Zubereitungszeit: 10 Minuten

Kochzeit: 10 Minuten

Portionen: 6 Personen

Schwierigkeit: Sehr einfach

Zutaten

200 g Tofu

3 Esslöffel 00-Mehl

4/5 Esslöffel Semmelbrösel

1 Knoblauchzehe

100 Gramm gekochtes gemischtes Gemüse

200 Gramm gekochte Kichererbsen

100150 cl Sojamilch

1 Kohl

Vorbereitung

Beginnen wir mit der Zubereitung der Füllung, bei der alle Zutaten gemischt und zerkleinert werden müssen, um eine weiche und homogene Masse zu erhalten: Wenn sie zu flüssig ist, fügen Sie etwas Semmelbrösel hinzu. Lassen Sie die Mischung etwa eine halbe Stunde ruhen und waschen Sie in der Zwischenzeit die Kohlblätter und lassen Sie sie in einer Pfanne mit etwas Wasser bei schwacher Hitze trocknen. Abtropfen lassen und die Blätter auf einen Teller legen. Anschließend können Sie mit der nächsten Phase fortfahren, indem Sie die Blätter mit der zuvor vorbereiteten Füllung füllen und die Rollen mit Zahnstochern verschließen. Zum Schluss legen Sie die Brötchen in eine Pfanne mit etwas Wasser und etwas nativem Olivenöl extra und kochen sie etwa 10 Minuten lang (bis das Wasser verdampft ist). Guten Appetit!

GEMÜSE-RATATOUILLE

Zubereitungszeit: 10 Minuten

Kochzeit: 10 Minuten

Portionen: 3 Personen

Schwierigkeit: Sehr einfach

Zutaten

2 Tassen gewürfelte Zucchini

2 Tassen gewürfelte Auberginen

1 gewürfelte Zwiebel

3 Tassen Kirschtomaten

1/4 Tasse Olivenöl

2 Knoblauchzehen gehackt

5 gehackte getrocknete Tomaten

1 Esslöffel Tomatenmark

1 Esslöffel getrocknete Kräuter

gehacktes frisches Basilikum

gehackte frische Petersilie

Vorbereitung

Sie müssen den Ofen auf 400 Grad vorheizen. In einer Schüssel die gewürfelten Zucchini, Auberginen, Zwiebeln und Kirschtomaten vermischen. In einer separaten Schüssel Olivenöl, gehackten Knoblauch, sonnengetrocknete Tomaten, Tomatenmark und 1 Esslöffel gehackte Zwiebel vermischen. Anschließend die aromatischen Kräuter, Salz und Pfeffer hinzufügen. Die Mischung zum Gemüse geben und gut vermischen. Ein Backblech mit einem Blatt Backpapier auslegen. Das Gemüse gleichmäßig auf dem Teller verteilen. und 45 Minuten im Ofen garen, dabei das Gemüse nach der Hälfte der Garzeit mischen. Wenn Sie möchten, können Sie die Spaghetti kochen, noch al dente abtropfen lassen und mit geröstetem Ratatouille, frischem Basilikum und Petersilie würzen. Guten Appetit!

HAUSGEMACHTER GEMÜSEHACKBROT

Zubereitung 20 Minuten

1 Stunde kochen

Für 4 Personen

Zutaten

300 Gramm Kartoffeln

1 Lauch

100 Gramm Spinat

2 Karotten

1 Knoblauchzehe

1 Zwiebel, 2 mittelgroße Eier

200 Gramm altbackenes Vollkornbrot

200 Gramm veganer Käse

3 Esslöffel Semmelbrösel

1 Prise Muskatnuss

1/2 Glas trockener Weißwein

Natives Olivenöl extra

Vorbereitung

Nachdem Sie den Lauch in Scheiben geschnitten haben, bräunen Sie ihn in einer Pfanne mit dem Knoblauch, der gehackten Zwiebel und zwei Esslöffeln nativem Olivenöl extra an. In der Zwischenzeit die Kartoffeln und den Spinat kochen und zum Lauch hinzufügen. Nachdem Sie das altbackene Brot einige Minuten eingeweicht haben, drücken Sie es aus und pürieren Sie es im Mixer mit dem Gemüse, den Eiern und der Muskatnuss. Mit Salz und Pfeffer würzen und mit dem gehackten Käse vermischen. Aus der resultierenden Mischung einen kompakten Teig formen, der die Form eines Hackbratens ergibt. Auf jeder Seite mit Semmelbröseln bedecken und den Hackbraten weiter kneten und formen.

Einige Minuten in der Pfanne anbraten, dann die Hitze reduzieren und weiter bräunen. Nach der Hälfte der Garzeit Weißwein hinzufügen, bis der Wein verdampft ist. Tipp: Sobald sich eine knusprige, goldene Kruste bildet, den Hackbraten mit Wasser bedecken, den Deckel auflegen und bei schwacher Hitze etwa 1 Stunde garen. Fertig ist Ihr Gemüsehackbraten. 10/15 Minuten abkühlen lassen und warm servieren. Auch mit den Kleinsten ist der Erfolg garantiert!

GEDÄMPFTE KARTOFFELN GEFÜLLT MIT KICHERERBSENCREME UND KAPERN

Zubereitungszeit: 10 Minuten

Kochzeit: 10 Minuten

Portionen: 16 Stück

Schwierigkeit: Sehr einfach

Zutaten

220 Gramm gekochte Kichererbsen

8 kleine Kartoffeln

4 Esslöffel gesalzene Kapern

1/3 Zitrone

1/2 Knoblauchzehe

Vorbereitung

Nachdem Sie die Kartoffeln geschält haben, müssen Sie sie in zwei Hälften teilen und dünsten, bis sie weich werden, ohne zu brechen. Während Sie auf den Garvorgang warten, können Sie mit der Zubereitung der Sahne zum Füllen der Kartoffeln fortfahren: Die Kapern mit den Kichererbsen, Zitronensaft, Knoblauch, nativem Olivenöl extra und bei Bedarf etwas Wasser vermischen und dann noch mehr Öl hinzufügen die Creme wird homogen. Bereiten Sie dann die gedämpften Kartoffeln vor, indem Sie den mittleren Teil entfernen, der mit der bereits zubereiteten Kichererbsen- und Kaperncreme gefüllt wird. Am Tisch servieren, guten Appetit!

VEGETARISCHE FLEISCHBÄLLCHEN MIT TOMATEN-BASILIKUM-SAUCE

Zubereitung 20 Minuten

10 Minuten kochen

Für 4 Personen

Zutaten

400 Gramm Kartoffeln

300 Gramm Spinat

100 Gramm Erbsen

1 Zwiebel, 1 Karotte

100 ml Pflanzenmilch

100 Gramm Käse

Weizen mit pflanzlichem Lab

350 Gramm Tomatenpüree

1 Prise getrocknetes Basilikum

Vorbereitung

Kartoffeln waschen und in Salzwasser kochen. Die Kartoffeln pürieren und den zuvor gekochten, abgetropften und ausgedrückten Spinat dazugeben. Tipp: Sie können die Erbsen auch mit dem Spinatkochwasser 5 Minuten kochen lassen. In einer beschichteten Pfanne etwas natives Olivenöl extra erhitzen und die sautierten Zwiebeln und Karotten zubereiten. Hier die Spinat-Kartoffel-Mischung anbraten, Erbsen und Paprika dazugeben und unter ständigem Rühren ca. 3 Minuten rühren.

Zu der entstandenen Mischung Parmesan und Milch hinzufügen und alles gut vermischen. Nachdem Sie die Fleischbällchen gut mit den Händen zubereitet haben, kochen Sie die Tomatensauce mit dem getrockneten Basilikum und verwenden Sie sie als Basis zum Garnieren des Gerichts. Die erhaltenen Fleischbällchen in Samenöl anbraten und nach dem Abtropfen auf dem Soßenbett anrichten und mit Paprika und ein paar frischen Basilikumblättern garnieren. Ihr vegetarischer zweiter Gang ist servierfertig! Ein schmackhaftes und gesundes Gericht aus vegetarischen Fleischbällchen mit Tomaten-Basilikum-Sauce, das auch die anspruchsvollsten Gäste zufriedenstellt.

KICHERERBSEN-SESAM-FLEISCHBÄLLCHEN

Zubereitung 20 Minuten

20 Minuten kochen

Für 4 Personen

Zutaten

1 Tasse bereits gekochte Kichererbsen

100 Gramm gehackte Mandeln

1/2 Knoblauchzehe

1 Zitronenschale

100 Gramm Semmelbrösel (auch gemischt

mit 3 EL Sesamsamen)

1 Prise Salz und Pfeffer

2 Esslöffel natives Olivenöl extra

Vorbereitung

Kichererbsen, Mandeln und Knoblauch in einem Mixer zerkleinern und mit Salz und Pfeffer würzen. Separat die Kartoffel mit einer Gabel zerdrücken und alles vermischen, bis ein ziemlich weicher und kompakter Teig entsteht. Mit etwas Zitronenschale würzen und Kugeln von etwa 3 cm Durchmesser formen. Sobald die Fleischbällchen fertig sind, panieren Sie sie in Paniermehl oder vermischen Sie sie mit Sesamkörnern und braten Sie sie in einer Pfanne mit reichlich heißem Öl goldbraun an. Alternativ können Sie für eine leichtere Variante etwa 20 Minuten bei 180° backen und die Fleischbällchen nach der Hälfte der Garzeit wenden. auf dem Tisch servieren.

AUBERGINEN-FLEISCHBÄLLCHEN

Zubereitung 20 Minuten

30 Minuten kochen

Für 4 Personen

Zutaten

1 kg Auberginen

3 Esslöffel Reismehl

150 Gramm Semmelbrösel

1 Knoblauchzehe

1 Zweig Petersilie

Vorbereitung

Auberginen waschen und in Würfel schneiden. Mindestens 10 Minuten in Salzwasser blanchieren. Lassen Sie sie abtropfen, damit sie das gesamte Wasser anziehen. Nehmen Sie das altbackene Brot und legen Sie es in eine Schüssel mit Wasser

um es weicher zu machen, dann ausdrücken und zerbröckeln. Geben Sie die Auberginen, das Brot, den Knoblauch und einen Schuss Öl in einen Mixer und mixen Sie, bis ein Püree entsteht. Fügen Sie Salz, Pfeffer, gehackte Petersilie und 3 Esslöffel Reismehl hinzu, damit das Püree gleichmäßiger und leichter zu verarbeiten ist. Mit den Händen Fleischbällchen formen und falls die Masse noch zu flüssig ist, noch etwas Mehl hinzufügen. Die Fleischbällchen panieren und dann auf das Backblech legen. 30 Minuten bei 175° kochen. Fertig sind Ihre Auberginen-Fleischbällchen! Sie können sie warm oder, wenn Sie möchten, auch kalt servieren.

VEGETARISCHES SUSHI

Zubereitungszeit: 10 Minuten

Kochzeit: 30 Minuten

Portionen: 4 Personen

Schwierigkeit: Sehr einfach

Zutaten:

1 Stück roter Rettich

250 g Tofu

2 Esslöffel Rosinen

Vorbereitung.

Waschen Sie den Reis 67 Mal gründlich in kaltem Wasser und spülen Sie ihn ab, um die Stärke zu entfernen. Dadurch wird es klebriger und das Sushi bleibt „komponiert".

Lassen Sie den Reis mindestens 15 Minuten im Wasser ruhen, lassen Sie ihn dann abtropfen und lassen Sie ihn weitere 15 Minuten ruhen, bevor Sie ihn mit Wasser kochen. Decken Sie den Reis einfach mit geschlossenem Deckel ab, bis er vollständig absorbiert ist. Wenn ich eine Reismühle hätte, wäre sie perfekt ... Sobald der Reis gekocht ist, lassen Sie ihn in einem nichtmetallischen Behälter abkühlen und bedecken Sie ihn mit einem feuchten Tuch, damit er nicht austrocknet. Dann den roten Radicchio fein schneiden, nachdem man ihn gut gewaschen hat. Sie können den gestreiften Tofu in reichlich Öl anbraten oder ihn roh lassen, während Sie die Rosinen einweichen und dann auspressen lassen. Sie können sowohl Uzumaki mit einer einzigen Zutat als auch Futomaki mit mehreren Zutaten zubereiten.

Rollen Sie die Algen aus und fügen Sie zuerst den Reis hinzu und drücken Sie ihn flach, sodass oben ein etwa 0,5 cm breiter Streifen frei bleibt. Dann einen Streifen gehackten Radicchio und einen Streifen Tofustangen in die Mitte legen und mit Rosinen bestreuen. Rollen Sie die Algen mithilfe der Matte auf und verschließen Sie sie fest. Zu diesem Zeitpunkt mit einem in angesäuertes Wasser getauchten Messer in 34 cm dicke Scheiben schneiden, damit die Algen nicht zerbrechen und der klebrige Reis nicht abrutscht. Kurz gesagt: Alles, was Sie tun müssen, ist, es auszuprobieren, und mit etwas Geschick können Sie unglaubliche Gemüse-Sushi zubereiten, die den echten Konkurrenz machen!

KARTOFFEL-AGRETTI-TARTE

Zubereitungszeit: 20 Minuten

Kochzeit: 30 Minuten

Portionen: 6 Personen

Schwierigkeit: Sehr einfach

Zutaten:

450 g Agretti

1,5 kg gelbfleischige Kartoffeln

200 g Gemüse-Ricotta

2 Eier, Salz

Natives Olivenöl extra

Vorbereitung

Die Agretti mit kaltem Wasser waschen und reinigen; einige Minuten in kochendem Salzwasser kochen;

Nach dem Garen abgießen und abkühlen
lassen. Die Kartoffeln abspülen und in einen
mit kaltem Wasser gefüllten Topf geben,
zum Kochen bringen und weich kochen;
Anschließend abgießen und abkühlen lassen.
Die Kartoffeln schälen und mit einem
Kartoffelstampfer direkt in einer großen
Schüssel zerstampfen; Dann die Eier und das
Salz dazugeben und alles mit einem Spatel
vermischen, sodass ein weiches Püree
entsteht. Den Ricotta zu den Agretti geben
und in einer Schüssel vermischen. Geben Sie
3/4 des gesamten Pürees in eine zuvor geölte
Pfanne, glätten Sie die Oberfläche und
bedecken Sie die Ränder. Die Agretti-
Ricotta-Mischung auf den Püreeboden
gießen. Mit dem restlichen Püree die
Tortenoberfläche nach Belieben verzieren.
Im Ofen bei 180° etwa 30 Minuten backen.
Nach dem Garen einige Minuten abkühlen
lassen, bevor man es serviert.

VEGETARISCHE PIZZA

Zubereitungszeit: 4,10 Minuten

Kochzeit: 20 Minuten

Portionen: 4 Personen

Schwierigkeit: Sehr einfach

Zutaten

00 Mehl 500 g, Wasser 300 ml

Extra natives Olivenöl 35 g, Salz 10 g

frische Bierhefe 5 g

Zum Würzen:

1 rote Paprika, 1 gelbe Paprika

2 Zucchini, 1 Zwiebel

runde Aubergine 1

Salz und Pfeffer nach Geschmack.

Semmelbrösel nach Geschmack

Tomatenpüree 500 g

Extra natives Olivenöl nach Geschmack, Oregano nach Geschmack

Vorbereitung

Um den Teig für Ihre vegetarische Pizza mit Gemüse zuzubereiten, lösen Sie zunächst die Hefe in einem Behälter mit zimmerwarmem Wasser auf. Gießen Sie das Mehl in eine andere Schüssel und beginnen Sie dann, das Wasser hinzuzufügen und mit den Händen zu kneten. Salzen Sie die Nudeln, bevor Sie das gesamte Wasser hinzufügen. Fahren Sie dann mit dem Knetvorgang fort, bis Sie eine gleichmäßige Mischung erhalten. Sobald das Öl hinzugefügt wurde, können Sie es auf eine Oberfläche übertragen, um die Verarbeitung zu erleichtern. Weiter kräftig kneten, damit sich alle Zutaten vermischen und der Teig homogen ist.

Wenn die Masse nicht mehr an den Händen klebt und so geschmeidig ist, geben Sie ihr die typische Laibform und lassen Sie sie in der Schüssel ruhen. Nehmen Sie nach etwa 10 Minuten den Teig, geben Sie ihm eine Kugelform, bedecken Sie ihn mit einem feuchten Tuch und lassen Sie ihn etwa 4 Stunden lang gehen. Nach dieser Wartezeit hat der Teig sein Volumen verdoppelt und kann nun ausgerollt werden. Geben Sie zur Arbeitserleichterung etwas Mehl auf die Arbeitsfläche. Anschließend den Teig flach drücken und ausrollen, ggf. mit einem Nudelholz nachhelfen. Sobald Sie die Form der Pfanne festgelegt haben, stellen Sie sie darauf, nachdem Sie sie mit etwas Öl eingefettet haben. Jetzt können Sie sich mit dem Würzen befassen. Nachdem Sie das Gemüse gereinigt haben, schneiden Sie es in kleine Stücke.

Dann die gereinigte Zwiebel in einer Pfanne mit etwas Öl anbraten. Nach ein paar Minuten das Gemüse hinzufügen und weitergaren, dabei die Pfanne abdecken. Nach etwa 10 Minuten unter gelegentlichem Rühren den Herd ausschalten und das Gemüse abkühlen lassen. Während Sie sie abkühlen lassen, kümmern Sie sich um das Tomatenpüree. Mit Öl, Salz und Oregano würzen und auf die Pizza gießen. Jetzt können Sie Ihre Pizza mit dem vorbereiteten Gemüse würzen. Sobald es abgedeckt ist, bei 250° etwa 20 Minuten backen, dann ist es bereit zum Genießen.

VEGETARISCHE ROTE PIZZA

Zubereitungszeit: 10 Minuten

Kochzeit: 40 Minuten

Portionen: 4 Personen

Schwierigkeit: Sehr einfach

Zutaten

Zum Würzen:

Tomatenpüree 400 g

1 Zwiebel, Karotten 200 g

1 Aubergine, 1 Chilischote

gelbe Paprika 1

Zucchini 3

Basilikum nach Geschmack

Natives Olivenöl extra

und es steigt gerade genug

Vorbereitung

Zuerst das Gemüse grob hacken und alles mit etwas Öl würzen. Dann die Sauce in eine Pfanne geben und bei 200° etwa 20 Minuten backen, bis sie zusammenfallen. Nach dieser Zeit Salz in die Soße geben. Das Tomatenpüree auf die bereits ausgerollte Pizza gießen und bei 250° etwa 20 Minuten backen. Bevor Sie mit dem Garen fertig sind, können Sie das Gemüse hinzufügen und die letzten Minuten zusammen mit der Pizza im Ofen lassen. Nach dem Kochen ist Ihre vegetarische Pizza ohne Mozzarella servierfertig mit ein paar Basilikumblättern. Guten Appetit!

VEGETARISCHER HAMBURGER

Schwierigkeit: gering

Zubereitungszeit: 15 Minuten

Dosierung für: 2 Personen

Zutaten:

400 g Tofu

600 g pflanzlicher griechischer Joghurt

450 g gekochte Kichererbsen

2 Auberginen, 2 Zucchini

2 Karotten, 2 Zwiebeln

Semmelbrösel

Curry und süßer Paprika

Roggenbrot

2 Tomaten, Salat

Vorbereitung

Schneiden Sie zunächst 8 gleich große Scheiben aus dem Roggenbrot und hacken Sie diese. Nun die Aubergine in Würfel schneiden und in einer Pfanne mit etwas Öl und einer Prise Salz anbraten. Mit dem Tofu, 3 Esslöffel Joghurt, den Kichererbsen, der gehackten Zwiebel, dem Curry, Salz und Pfeffer vermischen. Fügen Sie der Mischung ein paar Esslöffel Semmelbrösel hinzu. Alles in einen Ausstecher geben, andrücken und 4 Burger formen. Fetten Sie die Burger mit etwas Öl ein und kochen Sie sie auf einer Grillplatte. Zu diesem Zeitpunkt Karotte, Zucchini und Paprika in sehr kleine Würfel schneiden; Mischen Sie sie mit dem restlichen Joghurt, Salz, Pfeffer, einem Schuss Öl und 1 Teelöffel Paprika. Die Soße auf 4 Brotscheiben verteilen. Die Burger mit Salat und Tomatenscheiben füllen. Mit dem restlichen Brot bedecken und schon ist Ihr Veggie-Burger servierfertig. Guten Appetit!

GEMÜSE-ROLLEN

Schwierigkeit: gering

Zubereitungszeit: 15 Minuten

Dosierung für: 4 Personen

Zutaten:

2 Zucchini

1 Karotte

1 Stange Sellerie

1/2 Fenchel

1 Rettich

Radieschen

300 Gramm Ricotta

30 g Mandeln

Vorbereitung

In einer Schüssel den Ricotta verrühren, bis eine weiche Creme entsteht. Die Mandeln separat hacken. Die Mandeln zur Sahne hinzufügen. Anschließend die Zucchini mit einer Mandoline in sehr dünne Streifen schneiden. Jede Zucchinischeibe in kleine Zylinder rollen und jeweils mit Ricotta füllen. Schneiden Sie die Karotten und den Sellerie in Streifen, schneiden Sie den Fenchel mit einer Mandoline in dünne Streifen und schließlich den Radicchio und den Rettich in Spalten. Ordnen Sie das Gemüse in der Mitte der Brötchen an und servieren Sie es auf einem Schneidebrett. Zum Schluss mit frischer Minze garnieren und abschmecken.

CRUMBLE MIT GEMÜSE

Schwierigkeit: gering

Vorbereitungszeit:

1 Stunde und 25 Minuten

Dosierung für: 2 Personen

Zutaten:

125 g rote Paprika

120 g Auberginen

100g Zucchini

120 g Pflanzenbutter

100 g 00-Mehl

Kurkuma, Minze

Thymian, Basilikum

Vorbereitung

Die Paprika waschen, putzen und anschließend in kleine Stücke schneiden. Eine Auflaufform einölen und die Paprikastücke auf dem Boden anrichten. Schneiden Sie die Zucchini nach dem Entfernen der Enden in Ringe und geben Sie diese zur Paprika. Mit den Auberginen genauso verfahren und alles mit Salz und Öl würzen, vermischen und mit aromatischen Kräutern verfeinern. Bereiten Sie nun die Streusel vor. Mehl, kalte Butter und Kurkuma vermischen, bis eine krümelige Masse entsteht. Das Gemüse im vorgeheizten Backofen bei 200° etwa 25 Minuten garen, dann darüberbröseln und für weitere 25 Minuten wieder in den Ofen schieben. Die Streusel heiß servieren.

QUINOA-SALAT
MIT GEMÜSE

Schwierigkeit: gering

Zubereitungszeit: 20 Minuten

Dosierung für: 2 Personen

Zutaten:

150 g Quinoa

6 Kirschtomaten

2 Zucchini

1/2 rote Zwiebel

Petersilie

Kurkumapulver

Natives Olivenöl extra

Vorbereitung

Den Quinoa etwa 15/20 Minuten in kochendem Wasser kochen, die Kirschtomaten separat in kleine Stücke schneiden und die Zucchini in dünne Scheiben schneiden und in einer Pfanne mit nativem Olivenöl extra und einem Tropfen Wasser anbraten Anschließend den gekochten Quinoa einige Minuten in der Pfanne anbraten, die Kirschtomaten, die Zwiebeln und die gekochten Zucchini hinzufügen und alles mit einer Prise Kurkuma vermischen. Heiß oder kalt servieren. Guten Appetit!

AUBERGINENKOTELETTS

Schwierigkeit: einfach

Zubereitungszeit: 30 Minuten

Dosierung für: 4 Personen

Zutaten:

Schwarze Auberginen: 500 gr

Samenöl: nach Geschmack

Wasser: 75 ml

Semmelbrösel: 25 g

Maismehl: 25 g

Pfeffer und Salz: nach Geschmack

Kichererbsenmehl 50 g

Grobes Salz: nach Bedarf

Vorbereitung

Die Auberginen waschen und in 12 ziemlich dicke Scheiben schneiden. Ordnen Sie sie an einer Schnur an

Lassen Sie sie abtropfen, bestreuen Sie sie mit grobem Salz und lassen Sie sie 1 Stunde lang abtropfen. Waschen Sie jede Scheibe gut, um überschüssiges Salz zu entfernen. Reichlich Samenöl in einem Topf erhitzen. Kichererbsenmehl und Wasser in eine Schüssel geben, vermischen, Salz und Pfeffer hinzufügen. Die Semmelbrösel und das Maismehl in eine andere Schüssel geben und verrühren. Nehmen Sie die Auberginen scheiben und tauchen Sie sie einzeln in das Wasser und den Kichererbsenteig. Dann auch in den Teig mit dem Maismehl geben. Fahren Sie mit der zweiten Panade fort. Die Eier in einer Schüssel verquirlen, die Scheiben darin eintauchen und dann mit den Semmelbröseln panieren. Wiederholen Sie diesen Vorgang zweimal für jede Scheibe. Die Scheiben auf ein mit Backpapier ausgelegtes Backblech legen. Stellen Sie sicher, dass das Öl eine Temperatur von 170 °C hat und braten Sie Ihre Auberginen koteletts. Sobald sie fertig sind, legen Sie sie auf saugfähiges Papier und servieren Sie sie.

KALTER NUDELSALAT

Schwierigkeit: einfach

Zubereitungszeit: 20 Minuten

Dosierung für: 4 Personen

Zutaten:

Pasta nach Geschmack: 380 gr

Karotten: 2

Kirschtomaten: 100 gr

Grüne und schwarze Oliven: 100 gr

Artischocken: 50 g

Pilze in Öl: 50 gr

Basilikum: nach Geschmack

Extra natives Olivenöl: nach Geschmack

Salz nach Geschmack

Vorbereitung

Bereiten Sie einen Topf mit Salzwasser vor und kochen Sie die Nudeln. Die Karotten waschen, schälen und in Würfel schneiden. Die Kirschtomaten in 4 Teile schneiden und mit Artischocken, Champignons, gehackten Oliven und Basilikum in eine Salatschüssel geben. Die Nudeln abgießen und unter kaltem Wasser abschrecken, mit den anderen Zutaten vermischen und Öl und Salz hinzufügen. Ihr Salat ist servierfertig. Guten Appetit!

SOJA-CORDON BLEU

Schwierigkeit: einfach

Zubereitungszeit: 20 Minuten

Dosierungen für: 12 Stück

Zutaten:

Dehydriertes Soja: 1 Glas

Vollkornmehl: 1 Glas

Gemüsebrühe: nach Geschmack

Extra natives Olivenöl:

nach Geschmack

Knoblauchpulver: 1 Prise.

Vorbereitung

Die Gemüsebrühe mit dem getrockneten Soja 5 Minuten kochen, dann abkühlen lassen. Fügen Sie das Sojamehl, einen Schuss Öl, Salz, Pfeffer und Knoblauch hinzu. Sie können Ihre Mischung nach Belieben mit Gewürzen anreichern. Die Zutaten vermischen und 20 cm große Scheiben formen. Die Scheiben in Paniermehl wenden und in einer Pfanne mit reichlich Öl anbraten. Am Tisch servieren, guten Appetit!

AUBERGINEN-KAVIAR

Schwierigkeit: einfach

Vorbereitungszeit:

1 Stunde und 20 Minuten

Dosierung für: 4 Personen

Zutaten:

Runde Auberginen: 1 kg

Knoblauch: 1 Zehe

Zitronensaft: 1/2 Zitrone

Paprika süß: 1 Teelöffel

Minze: 4 Blätter

Natives Olivenöl extra

Öl: 2 EL

Salz nach Geschmack

Vorbereitung

Die Auberginen waschen und im statischen Ofen 1 Stunde bei 180 °C garen. Sobald Sie sie aus dem Ofen nehmen, schälen Sie sie und entfernen Sie das Fruchtfleisch. Das Fruchtfleisch in ein Sieb geben und mit einem Löffel andrücken, damit die überschüssige Flüssigkeit abtropfen kann. Das Fruchtfleisch, den zerdrückten Knoblauch und das Öl in einen Mixer geben. Salz und Minze hinzufügen und alles verrühren, bis eine glatte Masse entsteht. Alles in eine Schüssel geben, den Zitronensaft auspressen und vermischen. Zum Schluss das Paprikapulver dazugeben und mit dem Schneebesen verrühren, bis alle Zutaten vermengt sind. Ihr Kaviar ist servierfertig. Guten Appetit!

SPARGEL UND ZWIEBELN IN EINER PFANNE

Schwierigkeit: einfach

Zubereitungszeit: 30 Minuten

Dosierung für: 2 Personen

Zutaten:

Weiße Zwiebel: 1

Spargel: 500 g

Gemüsebrühe: 200 ml

Extra natives Olivenöl: 1 Esslöffel

Salz und Pfeffer nach Geschmack

Vorbereitung

Nehmen Sie die Zwiebel, schälen Sie sie und schneiden Sie sie dann in 4 mm dicke Scheiben. Den Spargel waschen, den weißen Teil entfernen und abkratzen, dabei darauf achten, die Spitzen nicht zu berühren. Die Kerne entfernen und den restlichen Spargel in Streifen schneiden. Die Gemüsebrühe in einem Topf erhitzen. Öl, Zwiebel und Salz in eine beschichtete Pfanne geben und die Zwiebel anbraten. Spargel, Salz, Pfeffer und eine Kelle Brühe hinzufügen. Alles 12 Minuten kochen lassen. Ihr Gericht ist servierfertig. Guten Appetit!

GEBACKENE KORBALE

Schwierigkeit: einfach

Zeit zum

Zubereitung: 40 Minuten

Dosierung für: 2 Personen

Zutaten:

Kohlrabi: 1

Extra natives Olivenöl: nach Geschmack

Salz und Pfeffer nach Geschmack

Semmelbrösel: 3 Esslöffel

Vorbereitung

Zuerst den Kohlrabi putzen und in 3 mm dicke Scheiben schneiden. Die Scheiben in einer Pfanne mit etwas Öl blanchieren. Ein Backblech einölen, die Kohlscheiben darauf legen und mit Pfeffer bestreuen. Mit Semmelbröseln und Öl bestreuen und dann 20 Minuten bei 180 °C backen. Am Tisch servieren, guten Appetit!

VEGETARISCH GEFÜLLTE ZUCCHINI

Schwierigkeit: einfach

Zubereitungszeit: 1 Stunde

Dosierungen für: 8 Stück

Zutaten:

Zucchini: 4

Semmelbrösel: 100 gr

Getrocknete Tomaten: 85 g

Rote Zwiebeln: 50 g

Thymian: 6 Blätter

Extra natives Olivenöl: nach Geschmack

Salz und Pfeffer nach Geschmack

Vorbereitung

Die Zucchini waschen und die Enden entfernen, dann der Länge nach aufschneiden und das Fruchtfleisch entfernen. Achten Sie darauf, dass sie nicht kaputt gehen.

Das Fruchtfleisch in kleine Stücke schneiden.
Die Frühlingszwiebel putzen und in dünne
Scheiben schneiden. Bereiten Sie einen
Schuss Öl vor, erhitzen Sie es in einer
beschichteten Pfanne und braten Sie die
Frühlingszwiebeln 5 Minuten lang an.
Zucchini, Salz und Pfeffer hinzufügen und
10 Minuten weitergaren. Die gewürfelten
Semmelbrösel in einen Mixer geben und
rösten. Sobald die Zucchini fertig sind,
zerkleinern Sie sie im Mixer und geben Sie
sie zu den Semmelbröseln in einen Behälter.
Die getrockneten Tomaten abtropfen lassen,
in Stücke schneiden, dann mit den Zucchini
und Semmelbröseln in die Schüssel geben
und zum Schluss den Thymian dazugeben.
Mischen, bis die Mischung homogen ist. Ihre
Mischung ist fertig. Füllen Sie nun die
Zucchini so, dass sie kompakt wird. Alles auf
ein mit Backpapier ausgelegtes Backblech
legen und anschließend 25 Minuten bei
200°C backen. Am Tisch servieren, guten
Appetit!

GRATINIERTER SPARGEL

Schwierigkeit: einfach

Zubereitungszeit: 30 Minuten

Dosierung für: 4 Personen

Zutaten:

Spargel: 1 kg

Pflanzenbutter: 50 gr

Semmelbrösel: nach Geschmack

Salz nach Geschmack

Vorbereitung

Den Spargel putzen, in Bündel binden und in einem Topf mit reichlich Salzwasser kochen. Achten Sie darauf, dass die Spitzen herausragen. 10 Minuten kochen lassen. Bereiten Sie ein Backblech vor und fetten Sie es ein. Die Butter schmelzen und über den Spargel gießen, den Sie in die Pfanne gegeben haben, dann die Semmelbrösel hinzufügen. Den Backofen auf 200°C vorheizen und 10 Minuten garen. Ihr Spargel ist servierfertig. Guten Appetit!

NEBENREZEPTE

GRÜNER SALAT

Zubereitungszeit: 10 Minuten

Kochzeit: 0 Minuten

Dosierung für 2 Personen:

Zutaten:

2 Tassen grüne Salatmischung

1 mittelgroße Tomate, in Spalten geschnitten

1/2 Gurke, in Scheiben schneiden

1/4 rote Zwiebel, in Scheiben geschnitten

2 Esslöffel natives Olivenöl extra

Zitronensaft (optional)

Salz nach Geschmack

Frisch gemahlener schwarzer Pfeffer nach Geschmack

Vorbereitung:

Waschen Sie die grüne Salatmischung gut und trocknen Sie sie mit einem Handtuch ab. In einer großen Schüssel die grüne Salatmischung, die Tomatenscheiben, die Gurkenscheiben und die roten Zwiebelscheiben vermischen. Mit nativem Olivenöl extra, Zitronensaft (falls verwendet), einer Prise Salz und frisch gemahlenem schwarzem Pfeffer würzen. Alles gut vermischen und den grünen Salat sofort servieren.

Nährwerte (pro Portion):

Kalorien: 150 kcal

Fett: 10 g

Protein: 2 g

Kohlenhydrate: 10 g

GERÖSTETES GEMÜSE

Zubereitungszeit: 20 Minuten

Kochzeit: 20-30 Minuten

Dosierung für 2 Personen:

Zutaten:

200 g gemischtes Gemüse (z. B.

Karotten, Kartoffeln, Paprika, Zucchini)

2 Esslöffel natives Olivenöl extra

Salz nach Geschmack

Frisch gemahlener schwarzer Pfeffer nach Geschmack

Frische Kräuter (optional)

Vorbereitung:

Den Backofen auf 200°C vorheizen. Das Gemüse waschen und in etwa gleich große Stücke schneiden. In einer großen Schüssel das gehackte Gemüse, natives Olivenöl extra,

eine Prise Salz und eine Prise schwarzen Pfeffer vermischen und frische Kräuter (falls verwendet). Alles gut vermischen, um das Öl und die Gewürze gleichmäßig zu verteilen. Das Gemüse auf einem mit Backpapier ausgelegten Backblech anrichten. In einem statischen Ofen etwa 20–30 Minuten garen, oder bis das Gemüse goldbraun und zart ist. Das geröstete Gemüse aus dem Ofen nehmen und heiß servieren.

Nährwerte (pro Portion):

Kalorien: 200 kcal

Fett: 15 g

Protein: 5 g

Kohlenhydrate: 20 g

BOHNENSALAT

Zubereitungszeit: 15 Minuten

Kochzeit: 40 Minuten

(bei Verwendung getrockneter Bohnen)

Dosierung für 2 Personen:

Zutaten:

200 g weiße Bohnen (getrocknet oder aus der Dose)

1 mittelgroße Tomate, gewürfelt

1/2 rote Zwiebel, gehackt

1 grüne Paprika, gewürfelt

1/4 Tasse natives Olivenöl extra

2 Esslöffel Zitronensaft

1 Esslöffel Balsamico-Essig

Salz nach Geschmack

Frisch gemahlener schwarzer Pfeffer nach Geschmack

Vorbereitung:

Wenn Sie getrocknete Bohnen verwenden, spülen Sie diese ab und weichen Sie sie mindestens 8 Stunden lang in kaltem Wasser ein. Kochen Sie die Bohnen in kochendem Wasser etwa 40 Minuten lang oder bis sie weich sind. Die Bohnen abgießen und abkühlen lassen. In einer großen Schüssel die gekochten Bohnen, die gewürfelte Tomate, die gehackte rote Zwiebel und die gewürfelte grüne Paprika vermischen. Mit nativem Olivenöl extra, Zitronensaft, Balsamico-Essig, einer Prise Salz und gemahlenem schwarzem Pfeffer würzen. Alles gut vermischen und den Bohnensalat sofort servieren.

Nährwerte (pro Portion):

Kalorien: 400 kcal

Fett: 15 g

Protein: 20 g

Kohlenhydrate: 50 g

WIRSINGSALAT

Zubereitungszeit: 15 Minuten

Kochzeit: 5 Minuten

Dosierung für 2 Personen:

Zutaten:

200 g Wirsing, fein gehackt

1 grüner Apfel, in dünne Scheiben geschnitten

1/2 Karotte, gerieben

1/4 Tasse gehackte Pekannüsse

2 Esslöffel natives Olivenöl extra

1 Esslöffel Zitronensaft

1 Esslöffel Apfelessig

Salz nach Geschmack

Frisch gemahlener schwarzer Pfeffer nach Geschmack

Vorbereitung:

In einer großen Schüssel den fein gehackten Wirsing, den in dünne Scheiben geschnittenen grünen Apfel, die geriebene Karotte und die gehackten Pekannüsse vermischen. Mit nativem Olivenöl extra, Zitronensaft, Apfelessig, einer Prise Salz und gemahlenem schwarzem Pfeffer würzen. Alles gut vermischen und den Krautsalat sofort servieren.

Nährwerte (pro Portion):

Kalorien: 300 kcal

Fett: 20 g

Protein: 10 g

Kohlenhydrate: 30 g

QUINOA-SALAT

Zubereitungszeit: 15 Minuten

Kochzeit: 15 Minuten

Dosierung: 2 Personen

Zutaten:

1 Tasse abgespültes Quinoa

2 Tassen Wasser

1/2 Tasse Kirschtomaten, halbiert

1/4 Tasse Gurke, gewürfelt

1/4 Tasse zerbröselter Feta

2 Esslöffel schwarze Oliven, entkernt und in Scheiben geschnitten

2 Esslöffel natives Olivenöl extra

1 Esslöffel Zitronensaft

1/2 Teelöffel getrockneter Oregano

Salz nach Geschmack

Frisch gemahlener schwarzer Pfeffer nach Geschmack

Vorbereitung

Spülen Sie den Quinoa unter fließendem Wasser ab, um das Saponin zu entfernen. In einem mittelgroßen Topf die abgespülte Quinoa und das Wasser vermischen. Zum Kochen bringen, dann die Hitze reduzieren, abdecken und 15 Minuten kochen lassen, oder bis die Quinoa die gesamte Flüssigkeit aufgesogen hat und die Sprossen nicht mehr sichtbar sind. Nehmen Sie die Pfanne vom Herd und lassen Sie die Quinoa 5 Minuten lang ruhen Deckel noch geschlossen. Den Quinoa mit einer Gabel auflockern, um die Körner zu trennen. In einer großen Schüssel den gekochten Quinoa, die halbierten Kirschtomaten,

die in Würfel geschnittene Gurke, den zerbröckelten Feta und die in Scheiben geschnittenen schwarzen Oliven vermengen. Mit nativem Olivenöl extra, Zitronensaft, getrocknetem Oregano, Salz und frisch gemahlenem schwarzem Pfeffer würzen. Alles gut vermischen und sofort servieren.
Nährwerte (pro Portion):

Kalorien: 400 kcal (ungefähr)

Fett: 15 g

Protein: 15 g

Kohlenhydrate: 50 g

ABSCHLUSS

Vielen Dank, dass Sie sich für „Vegetarische Diät 2025" entschieden haben. Wir hoffen, dass die in diesem Buch enthaltenen Informationen und Rezepte Sie zu einer gesünderen, ethischeren und nachhaltigeren Ernährungsreise inspiriert und geführt haben. Wir haben versucht, Ihnen einen vollständigen und praktischen Überblick über die Vorteile der vegetarischen Ernährung sowie nützliche Tipps für die einfache Integration in Ihren Alltag zu geben. Eine vegetarische Ernährung ist nicht nur eine persönliche Entscheidung, die sich positiv auf die Gesundheit auswirkt, sondern auch ein Akt der Verantwortung gegenüber unserem Planeten. Indem Sie Ihren Konsum tierischer Produkte reduzieren, tragen Sie dazu bei, natürliche Ressourcen zu schonen, die Umweltverschmutzung zu reduzieren und den Tierschutz zu fördern. Wir hoffen, dass die 100 köstlichen Rezepte, praktischen

Tipps und Nährwertinformationen in diesem Buch Sie mit dem nötigen Rüstzeug ausgestattet haben notwendig, um eine fundierte Lebensmittelauswahl zu treffen und die Vorteile einer vegetarischen Ernährung voll auszuschöpfen. Bewertungsanfrage Ihr Feedback ist uns äußerst wichtig. Wenn Sie „Vegetarische Diät 2025" nützlich und interessant fanden, laden wir Sie ein, eine Bewertung abzugeben. Ihre Meinung hilft uns, immer nützlichere und relevantere Inhalte für unsere Leser zu verbessern und zu erstellen. Darüber hinaus können Ihre Bewertungen anderen Menschen helfen, die Vorteile einer vegetarischen Ernährung zu entdecken und eine fundierte Lebensmittelauswahl zu treffen. Erzählen Sie uns von Ihren Erfahrungen: Welche Rezepte haben Ihnen am besten gefallen? Welche Tipps fanden Sie am hilfreichsten? Wie hat sich die Entscheidung, sich vegetarisch zu ernähren, auf Ihr Leben ausgewirkt?

Ihre Worte können einen Unterschied machen und andere dazu inspirieren, einen ähnlichen Weg zu gehen. Nochmals vielen Dank für die Lektüre von „Vegetarische Diät 2025". Wir hoffen, dass Ihnen dieses Buch die Motivation und das Wissen vermittelt hat, die Sie für einen gesünderen und nachhaltigeren Lebensstil benötigen. Viel Glück auf Ihrem Weg zu Wellness und Nachhaltigkeit.

[KLARLOCK]

www.ingramcontent.com/pod-product-compliance
Lightning Source LLC
Chambersburg PA
CBHW070651250726
48662CB00001B/68